Sua vida em movimento
MARCIO ATALLA

2ª edição

1ª reimpressão

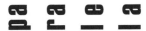

Copyright © 2012 by Marcio Atalla

O autor agradece a colaboração de Joana Kfuri no processo de produção e criação do livro.

A Editora Paralela é uma divisão da Editora Schwarcz S.A.

Grafia atualizada segundo o Acordo Ortográfico da Língua Portuguesa de 1990, que entrou em vigor no Brasil em 2009.

CAPA Celso Koyama

FOTO DE CAPA Kiko Ferrite

PROJETO GRÁFICO Daniel Motta

ILUSTRAÇÕES Jhonata Alves

PREPARAÇÃO Alexandre Boide

ÍNDICE REMISSIVO Luciano Marchiori

REVISÃO Renato Potenza Rodrigues, Juliane Kaori e Larissa Lino Barbosa

Dados Internacionais de Catalogação na Publicação (CIP)
(Câmara Brasileira do Livro, SP, Brasil)

Atalla, Marcio
    Sua vida em movimento / Marcio Atalla. — 2ª ed. —
São Paulo : Paralela, 2015.

    ISBN 978-85-65530-94-1

    1. Educação física 2. Exercícios físicos 3. Hábitos
saudáveis 4. Nutrição 5. Qualidade de vida 6. Saúde —
Promoção I. Título.

12-09941	CDD-613.71

Índice para catálogo sistemático:
1. Corpo saudável : Promoção da saúde 613.71

[2015]
Todos os direitos desta edição reservados à
EDITORA SCHWARCZ S.A.
Rua Bandeira Paulista, 702, cj. 32
04532-002 — São Paulo — SP
Telefone (11) 3707-3500
Fax (11) 3707-3501
www.editoraparalela.com.br
atendimentoaoleitor@editoraparalela.com.br

A minha família, em especial meu pai, Mauro, e minha mãe, Shirley,
que sempre me apoiaram e me deram condições para que
eu pudesse me desenvolver e fazer o que realmente gosto.
A meu avô Tuffi e a minha avó Conceição, que foram grandes exemplos para mim.
A meus irmãos Mauro Jorge e Miriam Paula,
e aos tios e tias que sempre torceram por mim.
A Deus, por mais essa oportunidade de mostrar meu trabalho.

Sumário

	Prefácio	9
1.	Começar de novo	11
2.	Muito trabalho, pouca saúde	19
3.	Cuidado da casa, descuido do corpo	27
4.	Lazer e saúde	35
5.	Sem idade para começar	53
6.	Prevenir para não remediar	61
7.	Por que correr?	69
8.	Corpo e mente: equilíbrio perfeito	79
9.	Nutrir versus comer	85
10.	Movimente-se!	95
11.	O grande desafio	101
	Agradecimentos	109
	Índice remissivo	111

Prefácio

Para mim, este livro é uma oportunidade de olhar para trás e perceber onde cheguei. De analisar tudo o que fiz ao longo dos anos em minha profissão e de refletir sobre como usei minha capacidade — sem querer parecer pretensioso — de mudar a vida das pessoas através do movimento. Por outro lado, é também uma chance de olhar para a frente, de pensar no que ainda posso fazer pela saúde de muitas outras pessoas.

Do passado, trago a experiência de cada aluno e atleta que passou por mim, vejo o quanto eles mudaram, o quanto me fizeram mudar e como essa troca foi importante. Pessoas que superaram problemas no casamento, no trabalho ou em outras instâncias da vida. Contribuir com esses processos, mesmo que de uma maneira indireta e limitada, me dá a certeza de estar no caminho certo.

Quanto ao futuro, é possível prever novas possibilidades, novos desafios. Você, que agora tem em mãos este livro, faz parte desse futuro. É uma das pessoas com quem pretendo dividir meu conhecimento, minha vivência, e com isso mostrar a importância do movimento e da saúde em nosso cotidiano.

Com tantos anos de experiência, com tantas histórias para contar, posso dizer que sei como é importante descobrir que nosso corpo e nossa saúde transformam nossa cabeça, nossa atitude, nossa vida. Por isso, há muitos anos venho me preparando, adquirindo conhecimento, buscando informações relevantes, estudando. Afinal, procuro fazer meu trabalho de maneira séria, com base em estudos científicos, em pesquisas comprovadas. Não há mais espaço para desinformação, "achismos" e teorias malucas para se ter saúde. O assunto é sério. Cuidar de nosso corpo é cuidar da nossa máquina mais importante, da nossa maior riqueza. Não, não pense agora em seus bens materiais. Sem saúde, eles de nada valem.

Cada ser humano tem um potencial de realização imenso, mas por razões diversas nem sempre conseguimos explorar todos os recursos de que dispomos. Minha proposta é fazer do exercício físico o gatilho para a realização desse potencial. É possível, não é difícil, mas depende da vontade de cada um. Adoraria poder "doar" algumas horas de exercício que fiz em benefício de outras pessoas que precisam. Porém, essa deve ser uma decisão individual, fruto de uma vontade própria, de um esforço — se é que podemos chamar assim — pessoal. Quem optar por essa mudança colherá frutos em todos os aspectos da vida e perceberá o quanto é capaz de se transformar, se superar, se aprimorar e evoluir. Essa é a minha missão, e o objetivo deste livro. Sempre é possível arrumar tempo e maneiras de incluir o movimento em nossa rotina. Convido você a sentir as maravilhosas reações bioquímicas por que seu corpo passará quando se tornar ativo. Quero mostrar não apenas o que fazer, mas como fazer. Agora e sempre!

1. Começar de novo
As primeiras lições para mudar de vida

No que diz respeito ao desempenho, ao compromisso,
ao esforço, à dedicação, não existe meio-termo.
Ou você faz uma coisa bem-feita, ou não faz.
Ayrton Senna

Desde minha infância, em Belo Horizonte, no final da década de 1970, a tecnologia evoluiu muito. Quem hoje se levanta do sofá para trocar o canal da televisão? Naquela época, carros com vidros elétricos eram raridade, assim como escadas rolantes. Computador, videogame, essas coisas não faziam parte das nossas vidas. Depois da escola, ficávamos horas brincando e jogando bola na rua. Eu ficava esperando meu pai chegar do trabalho, descer do carro e dar uns chutes comigo.

O computador foi criado para facilitar nossas vidas, para nos proporcionar mais tempo livre de dedicação aos amigos, à família, ao lazer. Porém, os novos recursos tecnológicos fizeram com que as pessoas passassem mais tempo conectadas ao trabalho, às notícias e até mesmo à vida dos outros do que cuidando de si. Os momentos de lazer com a família e os amigos se tornaram ainda mais raros.

Hoje, meu pai chega em casa mais tarde, após passar horas no trânsito, aperta um botão para abrir a garagem, estaciona e sai direto do carro para o sofá, mas não sem antes ligar o computador, apesar de já ter lido seus e-mails pelo telefone no trajeto trabalho-casa. O noticiário da TV, que costumava passar às 20h e ser visto pelas famílias após o jantar, hoje começa às 20h30, 20h45. Nessa hora, milhares de pessoas ainda nem chegaram em casa. A rotina contemporânea leva à redução do número de horas de sono, o que atinge em cheio a saúde. O resultado imediato de nosso mundo conectado é um gasto diário de cerca de 350 calorias a menos do que o das décadas de 1970/80.

Esse jeito sedentário de viver é também a principal causa para o grande número de pessoas obesas no Brasil e no mundo. Mais de 50% da população brasileira já sofre com problemas de obesidade ou sobrepeso. Apenas 8% dos brasileiros podem ser considerados fisicamente ativos. São números assustadores! Juntos, obesidade e sedentarismo são os grandes responsáveis por uma série de doenças crônicas adquiridas, como diabetes, pressão alta, problemas cardíacos e alguns tipos de câncer.

ESTOCANDO GORDURA

Na pré-história, nossos ancestrais caçavam e procuravam alimento na natureza. Além disso, tinham que lutar para sobreviver. Pela incerteza de quando seria a próxima refeição, nosso corpo se tornou eficiente em estocar gordura. Nossa constituição genética não mudou desde então, e não vai mudar nos próximos milhares de anos. Quando está em atividade, nosso corpo entra em equilíbrio, passa a produzir uma série de substâncias anti-inflamatórias e a inibir as pró-inflamatórias, além de liberar hormônios capazes de nos proporcionar bem-estar, alegria e prazer. O exercício diminui ainda a resistência à insulina (adiando ou evitando o diabetes tipo 2), melhora a capacidade de funcionamento do coração e evita a perda de massa muscular, algo fundamental para a constituição de indivíduos saudáveis e ativos por toda a vida.

corpo em movimento ⟶ **equilíbrio das funções** ⟶ **produção de substâncias anti-inflamatórias** ⟶ **diminuição da resistência à insulina** ⟶ **aumento da capacidade de funcionamento do coração** ⟶ **manutenção da massa muscular, da força e do vigor físico por mais tempo** ⟶ **melhora do humor e promoção da sensação de bem-estar**

Ao longo dos séculos, o que mudou não foi nosso corpo, mas o ambiente em que vivemos. O momento da próxima refeição não é mais incerto — o alimento está em cada esquina, ou ao alcance de um telefonema. Por isso, devemos programar nosso corpo para que ele seja nutrido a cada três ou quatro horas. É dessa maneira, recebendo energia de forma fracionada ao longo do dia, que "desativamos" o comando interno para estocar gordura.

O PERIGO DO CICLO COMER MUITO/SENTIR MUITA FOME

Quando comemos além do necessário, demoramos mais para voltar a sentir fome. Porém, na refeição seguinte, o apetite volta com toda a força, o que nos faz devorar as opções mais calóricas e gordurosas que estiverem ao alcance. Isso me faz lembrar da minha saudosa e sábia avó materna, Conceição Fernandes. Ela costumava dizer: "Pare de comer quando sente que ainda poderia comer mais, e nunca quando está cheio". Ela estava certíssima! Para abandonar o mau hábito de comer muito, poucas vezes ao dia, é preciso deixar a mesa antes de estar completamente satisfeito. Lembre que a mensagem de que a fome já está saciada leva algum tempo (cerca de vinte minutos) para chegar ao cérebro, e enquanto isso continuamos comendo até ficar empanzinados. A dica é comer devagar, para ter tempo de perceber a sensação de saciedade e parar antes de "explodir".

É claro que ninguém consegue, nem deve, viver fazendo dietas e restringindo a alimentação de forma excessiva, quase paranoica. Devemos nos render, vez por outra, aos prazeres das deliciosas guloseimas. Li uma coluna do dr. Drauzio Varella em que ele diz que sempre se comeu fritura, gordura saturada, batata frita, doces etc., mas a diferença está na quantidade de movimento que as pessoas faziam. Comer uma dessas bombas calóricas, sem culpa e em momentos especiais, não rotineiros, é até saudável para nossa mente e nos dá prazer. No entanto, precisamos ter a consciência de que tal hábito provoca acúmulo de gordura corporal, principalmente a visceral, que fica estocada ao redor do abdômen e está associada a várias doenças.

MOVIMENTO SEMPRE!

Alimentar o corpo com inteligência é tão importante quanto mantê-lo em constante movimento. É a melhor maneira de torná-lo mais eficiente para exercer suas funções de maneira integral. A parte exterior de nosso corpo é um espelho de como ele funciona por dentro. Pessoas fortes, saudáveis, com pouco excesso de gordura, são o resultado de um organismo funcional: não é preguiçoso nem lento, mas ativo, alerta, resistente e pronto para exercer suas tarefas com competência. Observe que as pessoas que mais admiramos quando estão paradas são feitas de mármore ou de bronze: são nossos heróis do passado. Nossos heróis em carne e osso do presente sempre nos lembram da beleza do movimento: uma arrancada de Neymar ou Messi, os passos elegantes de Gisele Bündchen na passarela, os saltos impressionantes de Maurren Maggi. Todo esse conhecimento é fruto de pesquisas e estudos científicos. Porém, acho que minha própria experiência pode ser um exemplo concreto do que falamos até agora. Sempre movimentei meu corpo. Durante as férias, ia para São Paulo, onde moro atualmente, e ficava na casa da minha avó Conceição. Eu, meus irmãos, meu primo e vários amigos passávamos o dia todo praticando diversos esportes, num clube da prefeitura ou mesmo na rua, com pausa apenas para almoçar. Só voltávamos pra casa quando a luz do dia já diminuía.

Minha mãe acordava os filhos (tenho uma irmã e um irmão, sou o filho do meio) por volta das seis da manhã, fazendo sol ou chuva. Nessa época, morávamos em Belo Horizonte e íamos ao Minas Tênis Clube fazer aula de natação ou judô, dependendo do dia da semana. Depois da escola, jogávamos bola ou brincávamos de pique por horas. Nos fins de semana, meu pai me levava para ver seus jogos de futebol. Ele chegou a jogar no profissional do Corinthians, assim como meu avô Tuffy Atalla, que aliás, sem falsa modéstia, foi um dos grandes goleiros que o clube já teve.

Em 1961, meu pai, Mauro Atalla, foi considerado pela Federação Universitária Paulista de Esportes (FUPE) o melhor atleta universitário por sua participação em competições de futebol e atletismo. Ter visto meu pai e meu avô jogarem foi um dos grandes incentivos que tive para fazer minhas opções profissionais mais tarde. O orgulho que sempre tive da capacidade atlética dos dois foi decisivo para me tornar o que sou, um apaixonado por esporte. Os pais precisam perceber que não basta querer que o filho faça isso ou aquilo. As crianças precisam ver os mais velhos e se espelhar neles, seguir o seu exemplo. Estudos mostram que os filhos de pais que praticam atividade física têm cerca de oito vezes mais chances de ser um adulto ativo, com melhor qualidade de vida, longe de doenças e remédios.

DESCANSO INDISPENSÁVEL

Um corpo que trabalha bem merece e precisa descansar bem. Dormir é fundamental, faz parte do "pacote" que promove bem-estar e qualidade de vida. Nosso corpo é totalmente equilibrado em suas funções. Por isso, durante o sono continua trabalhando para garantir nosso repouso. Nesse momento, são liberados alguns hormônios, entre eles a leptina e a grelina. Sua função é nos manter saciados por esse período, ou seja, sem fome. A leptina, que nos dá a sensação de saciedade, é secretada em maior quantidade, ao passo que a grelina, que nos faz sentir fome, é produzida em menor volume. Esse equilíbrio vai por água abaixo quando dormimos pouco, ou seja, menos de seis a oito horas por noite. Quanto mais tempo passamos acordados, maior a fome e a vontade de comer.

Quem fica até muito tarde vendo TV ou trabalhando no computador deveria saber que está armando uma armadilha para si mesmo: nessa hora, em que já deveríamos estar dormindo, a fome surge de uma forma quase irracional, e é aí que procuramos os alimentos mais gordurosos e mais calóricos. Além disso, o nível de estresse se eleva, fazendo com que outro hormônio seja secretado em maior quantidade: o cortisol, ligado ao acúmulo de gordura na região abdominal.

A boa notícia é que, para quem se alimenta bem e faz exercícios físicos regularmente, ter uma boa noite de sono é consequência natural. O organismo que é ativo durante o dia pede descanso, e por estar nutrido cumpre bem seu papel para garantir uma noite restauradora e nos preparar para o dia seguinte.

A IMPORTÂNCIA DA ESCOLA

A escola também tem um papel importante na educação e na saúde das crianças. A atividade física não desenvolve apenas o aspecto motor, mas também o lado cognitivo. Isso significa aprimorar as funções do cérebro, tornando-o mais ágil e apto a tomar decisões rápidas. É como num jogo de futebol ou vôlei, quando o jogador tem que decidir em frações de segundo qual a melhor jogada a ser feita. Um belo exercício para os neurônios!

Esporte significa inclusão social e aprimoramento dos relacionamentos socioafetivos como um todo. Ao entrar no time, na brincadeira, a autoestima da criança melhora e ela se torna mais segura de si. Eu ousaria dizer que devo quase tudo o que sou e tenho aos esportes que aprendi a jogar. Sempre fui tímido, e foi o esporte que me abriu as portas. Quando mudamos de Belo Horizonte para São Paulo, eu tinha doze anos e vergonha de tudo, mas logo na primeira aula de educação física me destaquei, entrei para os times de futebol, vôlei e basquete e fiz inúmeros amigos. Nas férias, quando ia à praia, tinha vergonha de falar com as pessoas, mas ficava ao lado de uma rede de vôlei, parado, olhando. Quando perguntavam se eu queria jogar, era minha deixa. Em pouco tempo fazia amigos, me enturmava, conhecia pessoas, me divertia.

A consciência de como o movimento e a atividade física em geral trazem benefícios para nossa vida é fundamental. Para quem quer trocar velhos e maus hábitos por novos e bons, esse é o primeiro passo a ser dado. Saber que não adianta mais recorrer a dietas restritivas, a fórmulas milagrosas, a caminhos mais curtos e mais sedutores. Não, isso nunca deu certo. Muitas das pessoas que agora estão com este livro na mão já tentaram fazer a dieta da proteína, abdominais na máquina vendida pela TV ou já tomaram o remédio que "secou" o corpo, mas que semanas depois fez tudo voltar a ficar como antes, ou pior que antes, porque mexeu com funções vitais do corpo.

RESISTIR POR NOVENTA DIAS

Este é o momento de se comprometer consigo mesmo, assumir a responsabilidade de mudar seu estilo de vida, trazendo mais movimento, fazendo melhores escolhas na alimentação, reservando momentos para dormir e recuperar as energias. Não proponho nada radical, nada impossível. Ao contrário, comida é fonte de prazer e tem que fazer parte da vida de uma forma agradável. Pizza e vinho com os amigos, cerveja com churrasco, sorvete com as crianças, são coisas que precisamos ter na vida. Mas não todos os dias. Tais momentos são especiais, e por isso mesmo não devem se tornar corriqueiros. Até mesmo a preguiça é aceitável uma vez ou outra, um dia que o corpo esteja precisando se recuperar. Mas imagine se diariamente você tomasse chope, comesse no rodízio de pizza e tomasse sorvete? Ou se sua preguiça não fosse embora nunca? O resultado é este que tem se apresentado no mundo e no Brasil: 51% da população com sobrepeso ou obesidade. Dados do IBGE mostram que 59,5 milhões de pessoas sofrem de doenças crônicas no Brasil, ou seja, 31,3% da população.

Eu proponho a você uma meta inicial: vamos fazer do movimento, da atividade física, de boas escolhas na alimentação, a nossa regra, que deve estar presente entre 22 e 24 dias no mês. Nesse caso, você ainda teria entre cinco e seis dias para praticar a exceção. Seu corpo vai entender o que é a regra e o que é excepcional. Nos dias em que sair do padrão, ele vai perceber que se trata de um excesso e vai trabalhar para eliminar o excedente. O desafio é criar um novo padrão para seu corpo funcionar de forma saudável. Foi esse o método que desenvolvi e levei para o conhecimento do público. Primeiro com pessoas anônimas, através das páginas das revistas *Época* e *Marie Claire*, depois no *Fantástico*, quando Zeca Camargo e Renata Ceribelli passaram por essa reprogramação do corpo durante noventa dias.

A fase inicial de mudança de hábitos é difícil. Nosso corpo é inteligente e funciona com o que lhe damos. Se o que oferecemos é pouca ou nenhuma atividade física, além de comidas ricas em gordura, ele entende que deve funcionar nessas situações, e trabalha para manter o equilíbrio de suas funções nesse contexto. Com o tempo, é claro, o corpo "enguiça", e então surgem as complicações e doenças.

Quando você inicia a atividade física diária e muda o tipo de alimentação, o corpo a princípio entende isso como uma agressão — afinal o padrão com o qual está habituado a funcionar está sendo alterado. Ele luta contra essa mudança de hábitos nas primeiras semanas, até nos primeiros meses. Mau humor, preguiça, fome, irritação e até gripe ou infecções oportunistas aparecem. Por isso é fundamental resistir por noventa dias, o que considero o tempo mínimo para obter respostas positivas e uma adaptação concreta. Arrisco dizer que, dependendo do nível de mudança, ou seja, no caso de uma pessoa absolutamente sedentária e que se alimente muito mal, a mudança pode levar ainda mais tempo, por volta de seis meses, para ocorrer de forma definitiva.

A partir de agora, vou mostrar a você, com dicas eficientes, como trazer bem-estar para sua vida nos mais diversos momentos e situações de seu dia. Não há por que negar, adiar ou evitar. O movimento tem que estar, de alguma forma, presente em sua rotina, e com regularidade, para que você possa colher todos os benefícios. É algo fundamental para a saúde, e saúde é o que você precisa para viver bem, antes de qualquer outra coisa.

Não há receita pronta para todos. Cada indivíduo tem suas particularidades e deve achar sua maneira de ser saudável conforme lhe for conveniente. Você já deu o primeiro passo: está com este livro nas mãos e deseja mudar sua vida. Hoje já é um novo dia, porque sua cabeça está mudando, e esse é o segundo passo. Você sabe que é capaz, que pode tomar as rédeas de sua vida no momento em que decidir. Vamos em frente. Um passo de cada vez. O caminho pode ser longo, difícil, mas é o único que pode levar a uma vida melhor. Vamos juntos!

2. Muito trabalho, pouca saúde
Como arrumar alguns minutos por dia para cuidar de si

*Nas grandes batalhas da vida, o primeiro passo
para a vitória é o desejo de vencer.*
Mahatma Gandhi

O mercado de trabalho é muito concorrido. Ter um bom emprego e um bom salário é difícil e requer dedicação. Por outro lado, administrar nosso tempo livre é uma tarefa que se impõe a cada um de nós. Muitas pessoas vão logo pensar: "Ele não sabe como é meu dia, o quanto eu trabalho e fico cansado...". Eu não sei, mas posso imaginar.

Fiz um projeto, em parceria com a revista *Época*, em que seis pessoas sedentárias e com sobrepeso buscavam melhorar sua vida. Uma das participantes morava a cerca de duas horas de transporte coletivo de seu trabalho e da academia onde aconteciam os treinos. Ela trabalhava do início da manhã até o fim da tarde, ia à academia nos encontrar e, ao final do treino, enfrentava mais duas horas de viagem, até chegar em casa e conseguir tomar banho e ir dormir. Sua rotina era a mais extenuante entre todos os participantes, mas ela foi a única que, dois anos após o projeto, conseguiu manter o exercício em sua rotina, apesar de sua vida dura e corrida. Em outras palavras, querer é poder.

De que adianta ter um bom emprego e um belo salário e não poder aproveitar seus benefícios em função da saúde — ou melhor, da falta dela? Isso não significa dizer que as obrigações devem ser postas de lado em troca de horas em um clube ou em uma academia de ginástica. Vou mostrar a seguir, com dicas eficientes, o que pode ser considerado suficiente para que você comece hoje mesmo a mudar sua rotina e seu padrão de movimento.

PROGRAMAÇÃO

Vou começar com uma boa notícia para aqueles que acham que o dia precisaria ter algumas horas a mais para dar tempo de fazer tudo: com apenas trinta minutos diários de atividade física é possível obter inúmeros benefícios para a saúde. O primeiro passo é escolher de que forma você vai gastar essa meia hora, ou seja, com que tipo de exercício. Isso vai depender do gosto de cada um, claro, mas devemos ter em mente que, se o tempo é curto, deve ser aproveitado ao máximo. Portanto, na hora de programar onde, como e em que momento do dia você vai se dedicar à sua saúde, tenha em mente:

1. *escolher um local próximo de sua casa ou de seu trabalho;*

2. *se possível, fazer a atividade física logo pela manhã. Deixar para mais tarde pode ser perigoso, porque pode "não dar tempo";*

3. *programar seu treino para que seja rápido e eficiente (isso deve ser feito com ajuda de um professor de educação física);*

4. *programar sua semana com antecedência, para que consiga cumprir as metas propostas.*

Programar-se é fundamental. Organizar os dias, as tarefas e o tempo é primordial para ter sucesso e fixar o hábito. Se pensar "quando der, eu faço", esteja certo de que nunca fará. Estudos recentes mostram que, quanto mais ativa é a pessoa, melhor ela consegue organizar seu tempo e suas atividades.

ATIVIDADES OUTDOOR

Se a escolha é fazer exercícios ao ar livre, como em parques, praias, ciclovias, ótimo! Nesse ambiente você pode praticar caminhada, corrida ou ciclismo. A escolha da modalidade fica a seu critério, respeitando o que sua condição física permite. Se correr parece muito pesado, é melhor caminhar, pelo menos no início. Mas lembre-se de que você tem apenas trinta minutos para fazer seu exercício, então caminhe de forma acelerada. O ritmo das passadas deve ser intenso, para que seu metabolismo reconheça o esforço físico e comece a trabalhar para se adaptar a ele. Isso significa gastar calorias, melhorar a condição cardiovascular e trabalhar a musculatura (sobretudo das pernas), entre outros benefícios.

Com o tempo, a caminhada ficará fácil. Nesse momento, é aconselhável passar para uma corrida leve ou tentar outros estímulos, como subir ladeiras ou andar na areia fofa da praia. O corpo, quando se adapta a um tipo de atividade e consegue executá-lo com certa facilidade, passa a gastar menos energia e trabalhar mais lentamente. Tirá-lo dessa situação confortável é necessário de tempos em tempos, para que ele tenha que "trabalhar dobrado" em uma nova fase de adaptação.

Se a opção escolhida for o ciclismo, o cuidado deve ser ainda maior. Acidentes acontecem a todo momento entre ciclistas, pedestres, carros etc. Nunca se esqueça dos acessórios de segurança, como capacete, luva, luzes etc. Uma sugestão para desenvolver uma velocidade mais alta e fazer um esforço mais intenso é usar marchas mais pesadas ou procurar percursos que tenham subidas.

ATIVIDADES INDOOR

Se você prefere se exercitar em ambientes fechados, como em uma academia ou na sua casa mesmo, excelente também! O ideal é aproveitar para alternar exercícios aeróbicos, como pular corda, correr, pedalar na bicicleta ergométrica, e exercícios de resistência muscular localizada. Na academia, um professor de educação física poderá montar uma série para você. Como o tempo disponível é curto, um circuito é o mais indicado.

Mas o que é um circuito? É uma sequência de movimentos feitos em série e então repetidos, do primeiro ao último.

Veja uma sugestão de circuito para fazer em casa:

1. *pule corda durante dois minutos;*

2. *faça vinte agachamentos de perna. Se preferir, encoste na parede para proteger a coluna, ou use uma bola para deslizar para baixo e para cima. Flexione as pernas até formar um ângulo de noventa graus, depois estenda, mas sem voltar totalmente para a posição vertical. Deixe os joelhos levemente flexionados, para proteger as articulações;*

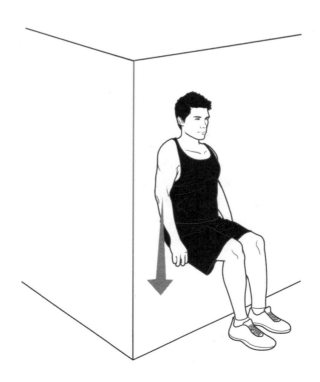

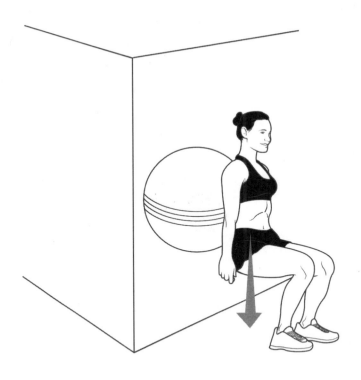

3. *faça dez flexões de braço, apoiando os joelhos se precisar. Mantenha a coluna ereta e a cabeça alinhada. Flexione e estenda os braços totalmente;*

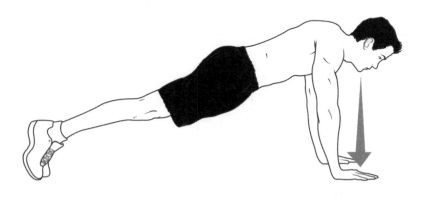

4. *faça vinte abdominais, elevando o tronco à frente, com as mãos apoiadas na nuca. Concentre a força apenas no abdômen;*

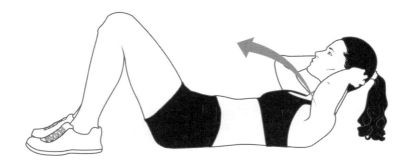

5. *faça vinte passos gigantes alternados. Coloque as mãos à frente ou na cintura para conseguir melhor equilíbrio. Procure flexionar a perna da frente até formar um ângulo de noventa graus com o joelho. Nunca estenda totalmente as pernas.*

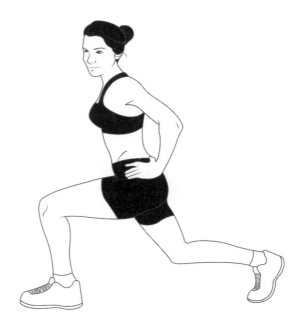

6. *Deite-se e depois eleve e desça o quadril vinte vezes. Contraia os músculos das pernas, glúteos e abdômen ao fazer esse exercício.*

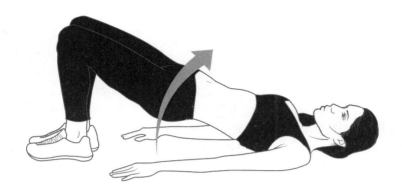

Quando terminar o circuito, faça tudo de novo, até completar meia hora de exercício.

Existem, é claro, muitos outros movimentos que podem ser feitos em casa usando poucos equipamentos ou apenas o peso do seu corpo. Os exercícios acima são relativamente fáceis, e a maioria das pessoas pode fazê-los sem risco de se machucar. O perigo cresce quando aumentamos o grau de dificuldade dos movimentos sem saber por quem e como eles serão executados. Buscar orientação com um bom professor de educação física é sempre o melhor caminho. Além disso, devemos estar atentos aos sinais de nosso corpo e respeitar nossos limites.

Porém, mesmo com a praticidade de poder fazer exercícios em casa, mesmo sendo preciso dedicar apenas trinta minutos diários à atividade física, ainda há gente que não consegue incorporar o movimento de forma regular à rotina. Para estes, tenho uma história a contar. Há alguns anos, um amigo me indicou a um homem de cerca de cinquenta anos que estava com sobrepeso, uma depressão leve e não praticava nenhuma atividade física. Ele não se sentia à vontade no ambiente de academia e tinha o dia muito cheio. Não queria fazer exercícios na rua porque achava muito quente e desagradável. O homem morava no sexto andar de um prédio e trabalhava no nono andar de outro.

O que propus a ele foi que trocasse aos poucos o elevador pelas escadas. No início, ele subia até o segundo andar e depois pegava o elevador, ou saltava no quarto e subia até o sexto de escada. Ele começou fazendo isso pela manhã, mas depois passou a fazer no fim do dia também. Um mês depois, já subia de escada todos os andares de ambos os prédios, na entrada, na saída e na hora do almoço, e perdeu seis quilos. Suas pernas ficaram extremamente fortes e seu quadro de depressão teve uma boa melhora. Ele gostou dos resultados e resolveu que ia conseguir encaixar uma caminhada à rotina também. Às nove da noite, quando chegava do trabalho, ele andava, primeiro em apenas um dia da semana, depois em dois, depois em três. Conseguia caminhar com muita facilidade, porque estava se sentindo bem mais disposto e forte apenas com a ajuda das escadas. Passado um tempo, ele confessou que, inicialmente, não acreditou que fosse ter um resultado tão significativo e que chegou a pensar que estava sendo enrolado por mim.

Segundo a Organização Mundial da Saúde (OMS), subir três andares de escada (considerando a existência de quinze a vinte degraus a cada andar) é o equivalente, em termos de gasto calórico e melhora da condição cardiovascular, a uma caminhada de dez minutos. Ainda de acordo com a OMS, uma caminhada de trinta minutos (ou subir nove andares de escada) por dia já é suficiente para que a pessoa não seja considerada sedentária.

Nos anos 1970, as pessoas gastavam cerca de trezentas calorias diárias a mais que hoje, apenas pelo fato de se movimentarem mais. Com isso, problemas que são frequentes na sociedade atual, como sobrepeso, diabetes e complicações cardíacas, eram bem menos incidentes naquela época. Por isso, para aqueles que insistem em colocar o trabalho, a falta de tempo e tantos outros empecilhos à frente do exercício, a dica é deixar de lado os elevadores e encarar as escadas sempre que possível.

3. Cuidado da casa, descuido do corpo
Como cuidar da família sem se esquecer de si próprio

Não acrescente dias à sua vida,
mas vida aos seus dias.
Harry Benjamin

Mães, esposas, administradoras da casa. Apenas as mulheres que se dedicam dessa forma à vida de outras pessoas sabem o quanto é cansativo providenciar a comida, a limpeza, as roupas e deixar a casa funcionando a todo vapor para a família, que nem sempre percebe a grande dedicação que isso requer. É uma rotina rica em atividades, mas que, quase sempre, não proporciona à mulher bem-estar, saúde e cuidados consigo mesma. Mas como conciliar as necessidades do lar e da família com as suas próprias? Como encontrar tempo e disposição para a própria saúde?

Certa vez, fui visitar uma grande amiga que cuidava da casa, da família e fazia todas as tarefas domésticas sozinha. Na época, ela estava com 46 anos. Contou que tinha muita vontade de fazer alguma atividade física, porque achava que estava com excesso de gordura "aqui e ali". Eu perguntei como era seu dia, a fim de preparar uma programação física. Quis saber também se ela tinha feito exames de sangue e checkup médico, e ela disse que sim, os resultados estavam ótimos e o médico tinha até ficado impressionado. Propus a ela que colocássemos um pedômetro — um pequeno aparelho que se prende na roupa, na altura da cintura, e que marca a quantidade de passos dados num dia, a distância percorrida e muitas vezes até o gasto calórico. Com isso, queria verificar o quanto ela se movimentava em sua rotina.

Depois de 24 horas, fomos checar o pedômetro e ele marcava mais de 13 mil passos. Dessa forma, ficou explicado o porquê de seus exames de sangue e seu estado de saúde serem excelentes. Ela já era uma pessoa ativa, sem precisar pisar em uma academia ou em qualquer outro lugar destinado ao treinamento físico. A quantidade de movimento que fazia em um dia era mais que suficiente para que ela se mantivesse ativa e saudável (segundo a OMS, uma pessoa já é considerada ativa se der pelo menos 10 mil passos por dia).

Como ela queria se sentir mais bonita e esbelta, apenas indiquei que fizesse caminhadas com estímulos diferentes daqueles do dia a dia. E, se fosse possível, que incluísse alguns exercícios localizados de resistência muscular, fundamentais para homens e mulheres, sobretudo depois dos quarenta anos, a fim de preservar a massa muscular do desgaste natural que acontece com o avanço da idade.

Mas o que significa caminhar com estímulos diferentes?

Ao realizar tarefas domésticas, as pessoas costumam se locomover dentro de casa, nas redondezas, em mercados etc. Esses percursos não são muito longos e se dão sobre chão liso e plano. Logo, estímulos diferentes seriam:

1. *Caminhar longas distâncias ininterruptamente*
    As caminhadas que são feitas durante um dia de tarefas, apesar de representarem grande nível de movimentação, não têm longa duração. Variam de poucos minutos até dez ou vinte, no máximo. Por isso, é interessante incrementar essa atividade com uma caminha-

da longa, de pelo menos quarenta minutos. Esse tipo de exercício mais prolongado é eficiente para reduzir a gordura corporal, melhorar a condição cardiorrespiratória e equilibrar o nível de açúcar no sangue. Pelo menos uma vez por semana, vale a pena mudar o roteiro e aumentar a distância da caminhada.

2. *Caminhar em ladeiras*
Subir e descer ladeiras é uma ótima forma de variar o estímulo e colher benefícios. Trata-se, de fato, de uma ótima atividade física. Ao caminhar "ladeira acima", temos uma redução do impacto nas articulações e um aumento no nível de esforço, que vai resultar em maior gasto calórico. Além disso, exige o trabalho muscular dos membros inferiores, que ficam mais fortes. Ao descer a ladeira, temos um impacto maior, que é muito indicado na prevenção e tratamento da osteopenia, por conta da maior produção de massa óssea que ocorre nesse tipo de atividade. Esse tipo de caminhada só não é indicado para pessoas com problemas articulares graves.

3. *Caminhar na areia fofa*
Mais uma maneira de fazer o mesmo exercício de um jeito diferente — para quem mora no litoral ou tem o costume de ir para a praia nos fins de semana. A caminhada na areia fofa é ótima para desenvolver o equilíbrio e deve ser feita com os pés descalços, a fim de estimular os proprioceptores — sensores localizados nas solas dos pés que são constantemente acionados para nos manter em equilíbrio, desviar de obstáculos e nos adaptar aos terrenos inconstantes. Caminhar na areia fofa também funciona como um trabalho muscular para as pernas e é bem menos agressivo às articulações dos membros inferiores. Um passeio à beira-mar não só é agradável como promove um bom gasto calórico. Com certeza, deve ser incluído na semana de caminhadas de quem mora no litoral ou costuma passar os fins de semana na praia!

4. *Caminhar e trotar*
Depois de algum tempo, caminhar pode se tornar fácil. Quando isso ocorrer e o praticante se sentir bem preparado, minha suges-

tão é que ele caminhe por alguns minutos, troque por uma corrida leve e então volte para a caminhada. Nesse momento, é importante ficar atento e respeitar os limites do corpo, interrompendo o exercício caso surja algum desconforto. Lembre-se de usar um tênis apropriado e nunca exagerar.

Esse tipo de atividade, que alterna momentos mais intensos (corrida) com momentos de recuperação (caminhada), é conhecido como "treino intervalado", e é excelente para reduzir a gordura visceral (que fica na região abdominal), a mais perigosa para a saúde, associada a complicações como diabetes, pressão alta, colesterol elevado e alguns tipos de câncer. Isso se deve ao fato de termos, nessa região do corpo, mais receptores adrenérgicos, responsáveis pela maior queima de gordura (lipólise). Por isso, é interessante que, pelo menos uma vez na semana, atividades mais intensas sejam encaixadas, pelo menos uma caminhada mais acelerada, ainda que por conta disso o exercício tenha um tempo menor de duração.

EXERCÍCIOS DE FORÇA

Durante cerca de três anos tive uma aluna na faixa dos 55 anos. Ela apresentava um quadro de depressão, era fisicamente fraca e já precisava da ajuda de outras pessoas para fazer diversas atividades simples de sua rotina. Não aguentava andar muito, sentia dores para abaixar e até para sentar. Fazia exercícios de reforço muscular sob minha orientação três dias por semana, e eu pedia que ela caminhasse por trinta minutos nos outros dois dias. Depois de um tempo, ela passou seis meses viajando com o marido. Voltou superfeliz, caminhou muito bem, não sentiu dores e me contou que foi o marido que não aguentou o ritmo dela. Estava orgulhosa de ter conseguido carregar as sacolas de compras sozinha, e o quadro de depressão leve não se manifestava mais. Ficou mais três anos fazendo aula, ela e o marido, até eu me mudar para o Rio de Janeiro. Sempre que a encontro, ela diz que sua vida mudou com a atividade física. Até hoje se exercita diariamente, junto com o marido, em uma pequena academia que montou em sua própria casa.

Depois dos trinta anos, associar alguns exercícios que trabalham de forma mais intensa a musculatura do corpo às caminhadas é fundamental, principalmente para as mulheres. A partir dessa idade, nosso corpo inicia lentamente um processo chamado sarcopenia, uma perda de massa muscular que acontece de forma espontânea e implica redução da força e do ritmo metabólico, ou seja, a diminuição da agilidade com que nosso corpo funciona. Na idade avançada, esse quadro acarreta a perda da autonomia, que é tão importante para realizar tarefas simples do dia a dia como carregar uma sacola, abaixar-se, subir ou descer uma escada. A perda da autonomia física pode levar à diminuição da autoestima e da sanidade mental, já que a pessoa se torna dependente de outras para fazer praticamente tudo.

Para que esse quadro seja evitado, prevenido ou pelo menos adiado ao máximo, seguem algumas sugestões que se encaixam no perfil de mulheres de 35 a 65 anos que administram suas casas e famílias — e estão dispostas a encaixar em suas vidas um tempinho exclusivo para si mesmas.

1. *Pilates*

    Essa atividade foi criada pelo alemão Joseph Pilates na década de 1920. Sua mente genial permitiu-lhe criar diversas "camas" com molas, que permitem trabalhar a musculatura de todo o corpo de forma global, ou seja, sem isolar os grupos musculares. Os movimentos são amplos, o que promove alongamento e amplitude articular e corrige as posturas inadequadas que adotamos em nossos afazeres diários.

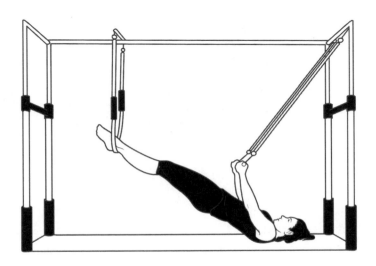

2. *Ginástica localizada*
    A boa e velha ginástica localizada, praticada no Brasil há cerca de setenta anos, é também uma maneira bastante estimulante de exercitar os músculos e ganhar força e resistência muscular. É animada por ser, normalmente, acompanhada de música, em salas cheias de homens e mulheres que preferem se exercitar em grupo, recebendo os estímulos dos professores e dos colegas de aula.

3. *Ginástica funcional*
    Criada recentemente, baseia-se no conceito de usar o desequilíbrio, com objetos como bola e buzu, para recrutar um maior número de fibras musculares na execução do mesmo exercício, que é feito em lugar plano. É excepcional para fortalecer os músculos, melhorar o equilíbrio e as funções dos movimentos do corpo, que passam a responder melhor no dia a dia. Por exemplo, pegar uma mala pesada da esteira do aeroporto é um movimento perigoso, e o menor descuido pode acabar em uma lesão séria. Com os exercícios funcionais, em que há rotação, sustentação, movimentos de abaixar e levantar, nosso corpo fica mais preparado para ser usado de forma inadequada sem sofrer danos.

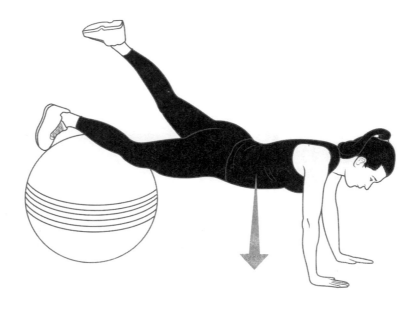

4. *Musculação*

Os aparelhos de musculação foram criados para trabalhar cada grupo muscular de forma isolada — às vezes apenas um músculo é exigido na execução de um exercício. A vantagem é que essas máquinas foram desenhadas para proteger totalmente os músculos e articulações exigidos em cada movimento. O ganho de massa muscular também é bastante otimizado, mas sua prática demanda mais tempo do que o pilates e a ginástica, justamente por esse trabalho isolado.

5. *Academia só para mulheres*

Para aquelas que não se adaptam ou não gostam do ambiente das academias de ginástica, existem algumas que são específicas para mulheres. Nelas, os exercícios são feitos em forma de circuito, com duração de trinta minutos (é uma boa opção também para quem tem pouco tempo). As máquinas são dispostas em círculos, e as praticantes vão passando por todas elas sem intervalo. A ideia é fazer tudo mais de uma vez dentro dessa meia hora.

Opções não faltam. Aqui foram citadas apenas algumas. O ideal é procurar descobrir uma forma prazerosa em que você se exercite e se divirta ao mesmo tempo! O resultado é sempre positivo: saúde hoje e sempre, o que significa mais anos com disposição para cuidar da casa, ficar com a família e ser autossuficiente na realização das tarefas.

4. Lazer e saúde
Unir movimento e diversão com amigos e parentes é possível

O que mais me surpreende na humanidade são os homens. Porque perdem a saúde para juntar dinheiro, depois perdem dinheiro para recuperar a saúde.
Dalai-Lama

Sair para comer. Essa é a primeira ideia que surge quando pensamos em um programa com amigos e parentes. Ir à praia, tomar sol na piscina e beber uma cervejinha também são opções bastante frequentes. Os momentos de lazer costumam ser associados ao "não fazer nada", curtir a preguiça, relaxar, descansar da semana de trabalho. Pode até parecer a melhor maneira de recarregar as energias, mas, para pessoas que só trabalham a semana inteira, se aborrecem, ficam estressadas e não cuidam da saúde, a forma de relaxar mais efetiva é fazer algum tipo de atividade física. É preciso extravasar a energia acumulada e renovar a disposição. O ócio só gera mais cansaço e preguiça.

Aproveitar o fim de semana para se divertir e se movimentar é perfeito para quem não teve tempo durante a semana. Assim você garante que em pelo menos dois dos sete dias da semana o corpo experimentou algum exercício. Todos concordam que o esporte coletivo é bem mais estimulante, portanto, ter um grupo do futebol, do tênis, do basquete, do vôlei, é uma ótima tática para unir boa companhia e movimento. Fazer parte de um time significa se comprometer a participar, o que é ainda mais eficaz para driblar aquele sono, aquela inércia. Ninguém quer ficar mal perante os amigos por ser o culpado pela derrota por W.O., certo?

Claro que essa não é a única maneira de se livrar da preguiça. Há várias atividades que podem ser feitas em família. Passear de bicicleta, caminhar por uma trilha, brincar de pique... O importante é que esse tipo de lazer vire rotina nos fins de semana e feriados. Que não seja tão esporádico a ponto de não provocar nenhum benefício à saúde. Incorporado o hábito, surgirá a necessidade de estar mais bem preparado para jogar a pelada ou fazer o passeio com as crianças. Afinal, não existe nenhum pai que goste de ficar cansado antes dos filhos ou de perder aquele gol porque faltou perna, faltou fôlego. Enfim, passará a ser importante arrumar um tempinho durante a semana para não ficar tão fora de forma.

O ATLETA OCASIONAL

Quem não tem o hábito de se exercitar e faz isso de vez em quando, em um sábado ou domingo qualquer, acaba se sentindo cansado, exausto. A vontade de repetir a dose nem sempre vem. Isso é normal. O corpo, habituado ao padrão sedentário, parece desconfortável e até agredido com o exercício. O organismo tende a brigar contra a mudança de comportamento, gerando mais fome, preguiça, cansaço e até mau humor. Aos poucos, porém, o corpo vai aprendendo a receber o estímulo do movimento e ocorre o contrário — o organismo passa a querer manter o nível de atividade física, encontrando um novo equilíbrio, reorganizando as funções hormonais, o ritmo do metabolismo, o nível de bem-estar.

Ser um atleta de fim de semana pode ser perigoso. Muitos acidentes cardíacos acontecem no sábado de manhã, no primeiro pique atrás da bola de futebol. Fazer um pouco de exercício é melhor que não fazer nada, claro. Mas é preciso tomar certas precauções. Começar devagar e tirar o corpo da inércia aos poucos é primordial. Respeitar os limites e não exagerar é igualmente importante. Fazer horas de atividade física em apenas um dia pode provocar lesões, processos inflamatórios nas articulações, dores musculares, torções ou complicações ainda maiores.

Eu jogo tênis com amigos quase todo fim de semana desde 2002. O esporte é mais um motivo para que a gente se encontre, coloque o papo em dia, mantenha o contato e a amizade. Há jogadores de todos os níveis, mas todo mundo se diverte e participa. Um deles, que aliás joga muito bem, só aparecia de vez em quando e não fazia nenhum outro exercício físico durante a semana. Com o passar dos anos, ganhou muito peso e começou a se machucar durante as partidas. Sentia dores pelo corpo, o que o fazia faltar cada vez mais aos jogos, e seu nível técnico obviamente piorou. Com o estresse da semana de trabalho e o sedentarismo, sua saúde ficou comprometida: a taxa do colesterol aumentou, a pressão subiu e o risco cardíaco deu sinal de alerta.

Ele sempre me perguntava o que fazer, mas se justificava dizendo que não tinha tempo para nada. Quando se sentia melhor, queria jogar umas cinco horas no sábado e mais cinco no domingo. Como resultado, ficava menos tempo com a família, o que gerava reclamações da mulher e dos filhos, e ainda passava o resto da semana com dores por todo o corpo. Um dia, ele me contou que se sentia frustrado. Estava cada vez mais gordo, com menos saúde e jogando mal. Resolvi lhe propor que reservasse apenas vinte minutos diários para fazer alguns exercícios, durante pelo menos três meses, e nos fins de semana jogasse de uma a duas horas de tênis e levasse seu filho adolescente para assistir. O que eu queria mostrar para ele era que com apenas alguns minutos diários, de uma forma bem programada, é possível ganhar condicionamento físico e saúde. O grande segredo da atividade física é a regularidade. Vale muito mais a pena fazer um pouco todos os dias que fazer muito em um dia só. Passados três meses, ele já tinha perdido seis quilos, conseguia jogar sem sentir dores, e fazia aulas com o filho duas vezes por semana. Dessa forma, ele passou a jogar tênis quatro vezes por semana e ainda se exercitar vinte minutos por dia, mantendo o corpo sempre em movimento.

FAÇA MAIS POR VOCÊ E POR SUA FAMÍLIA

Você deve estar se perguntando qual programação de exercícios milagrosa eu prescrevi para ele. Na verdade, não existem milagres. Quando se trata de melhorar a qualidade de vida, só existe um caminho: atividade física regular. Com o meu amigo e companheiro de tênis foi assim. Dedicação e compromisso, por ele e pela família.

Portanto, se você pretende concentrar a atividade física no fim de semana, tudo bem! Aproveite para envolver sua família, seus amigos. E tenha em mente alguns pontos:

1. *acorde e se espreguice, tirando seu corpo da inércia lentamente;*

2. *tome um café da manhã nutritivo, que inclua frutas e cereais;*

3. *hidrate-se antes de iniciar o esporte;*

4. *antes de se empolgar demais, aqueça seu corpo, com pequenos saltos, caminhando ou alongando devagar;*

5. *faça o exercício pelo tempo que achar conveniente, sem exigir demais de seu organismo;*

6. *pare imediatamente se sentir algum desconforto;*

7. *se a atividade tiver duração maior que 45 minutos, hidrate-se;*

8. *caso ultrapasse sessenta minutos, é preciso fazer uma reposição de carboidratos, consumindo uma fruta, um suco ou uma torrada;*

9. *ao final do exercício, hidrate-se novamente, descanse, retome o ritmo de repouso;*

10. *aproveite a companhia da família e dos amigos para fazer uma refeição saudável e nutritiva.*

Confira algumas modalidades esportivas e o gasto calórico aproximado que promovem quando feitas durante sessenta minutos:

ATIVIDADE	CALORIAS GASTAS
Basquete	400 a 600
Corrida	500 a 900
Futebol	400 a 800
Handebol	400 a 1000
Jiu-jítsu	300 a 600
Natação	300 a 600
Tênis	300 a 500
Vôlei	200 a 500
Andar de bicicleta	300 a 600
ATENÇÃO: O gasto calórico é aproximado. Sua variação depende de fatores como idade, sexo, condicionamento físico e intensidade do exercício.	

VINTE MINUTOS POR DIA

Você deve procurar a modalidade que mais gostar de praticar e que seja compatível com sua condição física, disponibilidade de tempo e espaço. Abaixo listo algumas opções, por ordem de dificuldade. Como o tempo é curto, o exercício deve ser mais intenso. A intensidade e a dificuldade devem ser compatíveis com seu condicionamento físico. Não pule etapas. Comece devagar, respeitando o corpo e seus limites. Lembre-se de que é importante estar sempre com os exames clínicos em dia e ter a liberação de um médico para a prática de exercícios.

Dificuldade 1

a. *Caminhada acelerada*
Procure dar passadas maiores e mais ritmadas. Se no início for difícil

manter a cadência, alterne dois minutos de caminhada moderada com dois de caminhada acelerada.

b. *Caminhada na areia fofa*
Procure manter um ritmo mais forte que o de um passeio pela praia. Tenha em mente que se trata de um exercício físico de curta duração. A areia fofa é excelente para fortalecer os músculos das pernas e os glúteos. O impacto é menor e o esforço é maior.

Dificuldade 2

a. *Caminhada na subida*
Procure dar passos mais largos e use os braços para ajudar no deslocamento.

b. *Dois trios de exercícios para fazer em casa*
Dois exercícios de força e um exercício aeróbico.

Trio 1
repetição do circuito: três vezes
duração total: dez minutos

exercício 1: *flexão de braço com joelhos apoiados no chão (oito repetições)*

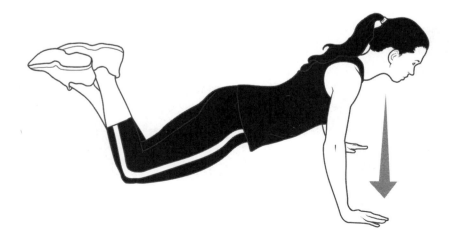

exercício 2: *agachamento encostado na parede (45 segundos de sustentação)*

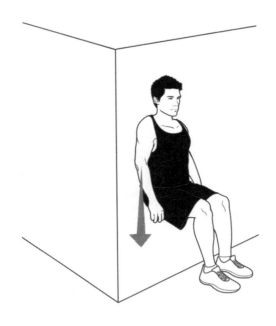

exercício 3: *pular corda por dois minutos*

Trio 2
repetição do circuito: três vezes
duração total: dez minutos

exercício 1: *posição de flexão estática, apoiada no antebraço, sem colocar os joelhos no chão (quarenta segundos de sustentação)*

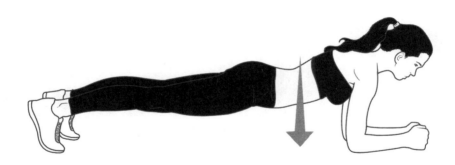

exercício 2: *agachamento alternando as pernas (quarenta repetições)*

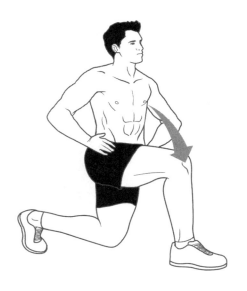

exercício 3: *corrida no lugar, elevando os joelhos (vinte segundos)*

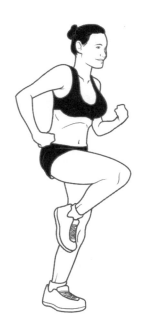

Dificuldade 3

a. *Caminhada e corrida alternadas*
    Aqueça seu corpo, caminhando durante cinco minutos. Depois corra devagar por dois minutos e caminhe mais dois. Faça isso cinco vezes, até completar vinte minutos.

b. *Dois trios de exercícios para fazer em casa*
    Dois exercícios de força e um exercício aeróbico.

    Trio 1
    repetição do circuito: três vezes
    duração total: dez minutos

exercício 1: *flexão de braço sem apoiar os joelhos no chão (dez repetições)*

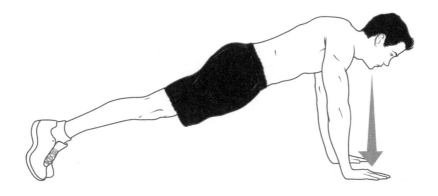

exercício 2: *agachamento encostado na parede segurando pesos nas mãos (sessenta segundos de sustentação)*

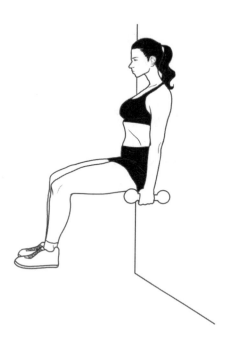

exercício 3: *pular corda (oitenta segundos)*

Trio 2
repetição do circuito: três vezes
duração total: dez minutos

exercício 1: *posição de flexão estática, apoiada em apenas um antebraço, sem colocar os joelhos no chão (vinte segundos de sustentação para cada lado)*

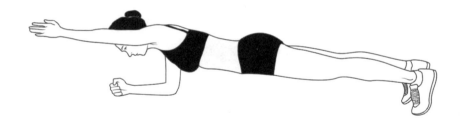

exercício 2: *agachamento alternando as pernas, com pesos nas costas ou nas mãos (quarenta repetições)*

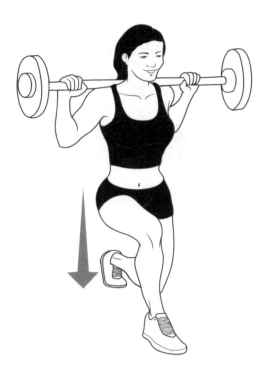

Obs.: caso não tenha nenhum peso em casa, você pode usar garrafas plásticas cheias de água ou areia.

exercício 3: *corrida no lugar, elevando os joelhos, com velocidade (vinte segundos)*

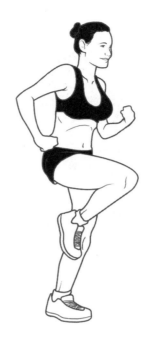

Dificuldade 4

a. *Corrida com tiro*
    Aqueça seu corpo caminhando por três minutos e depois fazendo uma corrida leve por mais três minutos. Depois, dê tiros (piques fortes) de quarenta segundos, e se recupere caminhando lentamente por um minuto e vinte segundos. Faça isso sete vezes, até completar catorze minutos.

b. *Dois trios de exercícios para fazer em casa*
    Dois exercícios de força e um exercício aeróbico.

    Trio 1
    repetição do circuito: três vezes
    duração total: dez minutos

exercício 1: *flexão de braço sem apoiar os joelhos no chão (doze repetições)*

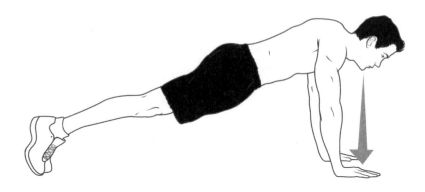

exercício 2: *agachamento encostado na parede segurando pesos mais pesados nas mãos (sessenta segundos de sustentação)*

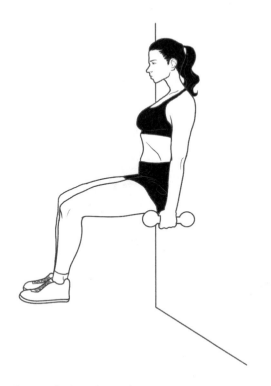

exercício 3: *pular corda (3 minutos)*

Trio 2
repetição do circuito: três vezes
duração total: dez minutos

exercício 1: *posição de flexão estática, apoiada em apenas um antebraço, sem colocar os joelhos no chão (trinta segundos de sustentação para cada lado)*

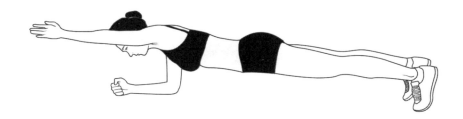

exercício 2: *agachamento alternando pernas, apoiando a que serve de base em um banco baixo (vinte repetições para cada perna)*

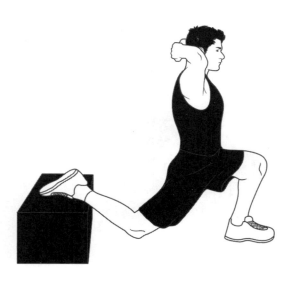

exercício 3: *corrida no lugar, elevando os joelhos com velocidade (trinta segundos)*

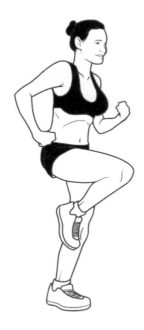

Dificuldade 5

a. *Corrida acelerada*
   Aquecer por cinco minutos e depois fazer a maior distância no menor tempo.

b. *Pular corda*
   Vinte minutos, sem pausa para descanso.

c. *Dois trios de exercícios para fazer em casa*
   Dois exercícios de força e um exercício aeróbico.

   Trio 1
   repetição do circuito: três vezes
   duração total: dez minutos

exercício 1: *flexão de braço sem apoiar os joelhos no chão (vinte repetições)*

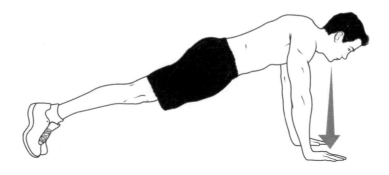

exercício 2: *agachamento encostado na parede, apoiado em apenas uma perna, com a outra estendida à frente (trinta segundos de sustentação para cada perna)*

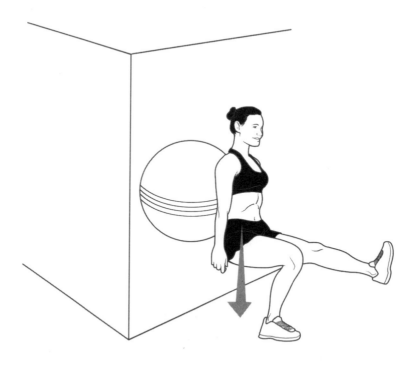

exercício 3: *pular corda (três minutos)*

Trio 2
repetição do circuito: três vezes
duração total: dez minutos

exercício 1: *posição de flexão lateral estática (trinta segundos de sustentação para cada lado)*

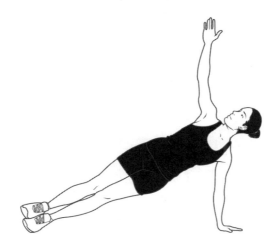

exercício 2: *agachamento alternando pernas, apoiando a que serve de base em um banco baixo e segurando pesos nas mãos (trinta repetições para cada perna)*

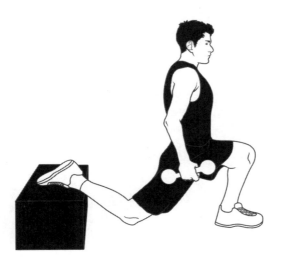

exercício 3: *corrida no lugar, elevando os joelhos com velocidade (um minuto)*

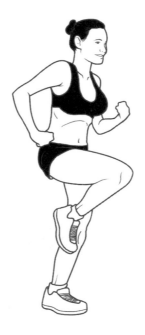

Nos planos de treinamento acima, considerei atividades em que não há necessidade de equipamentos e materiais específicos. Planejei treinos rápidos e eficientes, que podem ser feitos em qualquer lugar (dentro de casa ou na rua), até mesmo em uma viagem. Todas as propostas podem ser feitas em companhia da família ou de amigos.

O importante é manter a regularidade. Assumir o compromisso de cumprir, pelo menos, os vinte minutos diários, e, nos momentos de lazer nos fins de semana, usar o movimento para unir as pessoas de que gosta. Faça isso pela sua saúde, pelo seu corpo, pela sua vida.

5. Sem idade para começar
Criança precisa brincar para crescer

Eu errei mais de nove mil arremessos na minha carreira.
Perdi quase trezentos jogos. Confiaram em mim vinte
e seis vezes para fazer a cesta da vitória, e eu errei.
E é por isso que obtive sucesso.
Michael Jordan

Os tempos mudaram. Em épocas remotas, as crianças lutavam pela sobrevivência. Depois, passaram a trabalhar para sobreviver. Por fim, começaram a ser tratadas com mais consideração com o advento da psicologia e seu enfoque na importância da criação dos filhos. A urbanização foi se acentuando com o tempo, e as crianças deixaram de brincar na rua e até esqueceram um pouco o que é ser criança: brincar, experimentar, fazer amigos reais, explorar espaços.

Quando tanto o pai como a mãe trabalham fora, eles não querem usar o pouco tempo de que dispõem com os filhos para impor limites, dar broncas, dizer não. Muitas crianças são criadas pelas avós ou babás. Uma pesquisa feita nos Estados Unidos revelou que, aos cuidados da vovó, elas chegam a pesar 20% a mais quando comparadas às que ficam com os pais ou estudam em colégios internos. A pesquisa revelou ainda que o alimento muitas vezes está associado ao afeto — como se dar comida fosse a mesma coisa que dar amor e carinho.

BRINCAR, BRINCAR E BRINCAR

O movimento faz parte da infância da maneira mais natural possível. Ou, pelo menos, deveria fazer. Quando aprende a andar, a criança quer fazer isso o tempo todo. Depois passa a saltitar, e então a correr. E, durante alguns anos da vida, ela passa o tempo todo correndo. Repare bem: nos shoppings, nas praças, sempre há um adulto correndo atrás de uma criança sapeca. Com o tempo, os pequenos aprendem a brincar de pega-pega, a pular corda etc. Experimente juntar algumas crianças e dar a elas espaço para se movimentar. Elas correrão de um lado para o outro durante horas, sem se cansar. Afinal, estão se divertindo.

Porém, cada vez mais cedo, elas descobrem os botõezinhos: o botão da TV, dos joguinhos eletrônicos, do computador, do ar-condicionado. E percebem que não precisam se movimentar tanto para se divertir. Todas as outras atividades são deixadas de lado. Nesse momento, é importante que os pais estabeleçam algumas regras, como os dias da semana em que se pode jogar no computador ou um limite de horas para essa atividade. Ao mesmo tempo, devem ser estimuladas outras tarefas, como esportes, brincadeiras mais movimentadas, leitura, participação na organização e arrumação do quarto etc. Outra pesquisa feita nos Estados Unidos constatou que pessoas fisicamente ativas tendem a ser mais organizadas. É importante aprender desde cedo a organizar os pertences, o espaço, o tempo, enfim, a vida.

Além disso, as brincadeiras que envolvem exercícios físicos são a melhor maneira de desenvolver certas habilidades importantes. Vejamos alguns exemplos:

skate: desenvolve o equilíbrio, a criatividade e fortalece os músculos das pernas;

futebol: desenvolve a sociabilidade, a agilidade, o companheirismo, a rapidez de raciocínio e na tomada de decisões, o senso de cooperação e algumas habilidades específicas com a bola;

balé: desenvolve os músculos de todo o corpo e o equilíbrio, e melhora a postura, a respiração, a flexibilidade e o alongamento;

judô: desenvolve a disciplina, a força, a coragem, a autoconfiança, o respeito, o equilíbrio, a rapidez de raciocínio e na tomada de decisões.

APRENDER A ANDAR E A NADAR

Saber nadar é tão fundamental na vida de uma pessoa quanto saber andar. Trata-se de uma questão de sobrevivência. E esse aprendizado deve começar cedo. Dependendo da disponibilidade de pais ou responsáveis, pode ter início nos primeiros meses de vida. Eu diria que, a partir dos seis meses, já vale a pena. Além de o contato com a água ser relaxante, a experiência no meio aquático é menos traumática quando feita em estágios precoces. Muitas crianças acabam criando medo da água, e depois é bem mais complicado reverter essa situação. Há uma série de habilidades que a natação ajuda a desenvolver, como a coordenação motora, a força muscular, a capacidade aeróbica, a lateralidade.

É importante que a criança experimente diversas modalidades, para que seja sempre estimulante e para o desenvolvimento de diferentes habilidades. A natação é um esporte bastante completo e, por não promover impacto nas articulações, é indicado para crianças com sobrepeso.

ESPORTES: QUANTO MAIS, MELHOR

Deixar que a criança experimente os mais diversos esportes é o melhor que você pode fazer por ela. Não adianta querer que o menino jogue futebol porque o pai jogou, e a menina faça balé porque a mãe fez. A criança precisa experimentar, gostar e, principalmente, querer fazer. O incentivo dos pais é fundamental, mas é preciso tomar cuidado para não confundir com obrigação.

Acima de tudo, o exemplo de pais ativos é a melhor influência para os filhos. Apenas dizer que é bom praticar esportes, que é importante fazer atividades físicas, e ainda assim ser sedentário é uma grande contradição. Algumas pesquisas concluíram que filhos de mães ativas têm duas vezes mais chances de serem ativos. Porém, se o pai também for, esse número sobe para seis. A família desenvolve hábitos pela convivência, por isso é essencial que o comportamento siga um padrão dentro de casa.

Para crianças e adolescentes, o esporte coletivo é muito importante. O fator social nessa fase da vida é fundamental na elevação da autoestima e na construção da autoimagem, além de ser a maneira mais fácil de participar de grupos e fazer amizades. Os esportes são ainda excelentes ferramentas para desenvolver o raciocínio, ajudar na tomada de decisões, aprender a socializar, compartilhar, trabalhar em equipe e, o mais importante, ganhar e perder. Para completar, trata-se de uma atividade que não atrapalha os estudos, apenas ajuda: a atividade física feita de forma regular aumenta a capacidade do cérebro na construção de sinapses neurais, ligadas à memória.

A criança sedentária deve sempre ser encorajada a experimentar atividades em grupo, mesmo que haja de início alguma relutância ou aparente falta de interesse — isso pode ser apenas um sinal de desconforto ou timidez. Os pais devem incentivar sem pressionar, insistindo com cuidado e carinho, para que a criança se sinta segura a seguir em frente. Uma vez encontrado o esporte de que ela goste e ultrapassada a barreira da insegurança, um novo estilo de vida começa a surgir.

O CORPO APRENDE E NÃO ESQUECE

É durante a infância que se cria a percepção de esforço para a atividade física. Isso significa que a exposição precoce ao hábito do movimento aumenta, e muito, a chance de se manter o exercício na vida adulta.

Em 2008 conheci um menino de seis anos que estava obeso, mas sua mãe não o via dessa forma. Ou simplesmente não queria ver. Ele passava as tardes com a avó, que o levava, escondido da mãe, para tomar sorvete todos os dias. Suas horas em casa eram ociosas, e ele dormia o tempo todo. Finalmente, sua mãe o trouxe até mim. Conversamos bastante, expliquei todos os pontos positivos que a atividade física traria para sua vida. Para começar, pedi apenas que ele fosse matriculado em uma aula de natação.

E assim foi feito. Mas ele não ia nunca, dizia que não gostava. Procurei a mãe e disse que aprender a nadar era inegociável. Deveria ser encarado como uma obrigação, uma questão de segurança e sobrevivência.

Perguntei a ele se gostava de ir à praia, porque ele não poderia ir sozinho, mesmo depois de adulto, se não aprendesse a nadar. Ele ainda resistiu por duas semanas. Percebi que estava envergonhado, porque ainda não tinha amigos na aula e era chamado de gordinho. Com a ajuda do professor e com a presença da mãe ou da avó durante as aulas incentivando e elogiando seu progresso, ele passou a gostar um pouco mais. Começou a fazer amigos e a participar do grupo. Em pouco tempo já adorava a atividade.

Dado o primeiro passo, com o menino já mais confiante, pedi que a mãe, em vez de deixá-lo em casa durante toda a tarde com a avó, o matriculasse nas atividades extras do colégio — basquete, futebol, teatro e vôlei. A cada dia ele tinha uma nova atividade e fazia mais amigos. Não pensava tanto no sorvete, porque estava ocupado demais brincando e se divertindo. Por fim, eu disse à mãe que, nos fins de semana, ela deveria promover programas mais movimentados do que apenas ir ao shopping para comer, ver um filme etc. Recomendei passeios de bicicleta, trilhas de pequena dificuldade, jogos de bola ou raquete na praia ou no parque, enfim, o que fosse divertido e pudesse ser feito pelos dois. Ela convidava os novos amigos para passar a tarde com o filho, e eles inventavam mais brincadeiras.

Tudo foi acontecendo de forma gradativa, sem radicalismo ou proibições. No início, tive que ser duro em relação à natação. Mas sabia que funcionaria. Toda criança gosta de brincar e de se movimentar. Se ela não o faz, é porque não aprendeu, porque não tem incentivo nenhum ou porque não sabe nem por onde começar. Não é preciso nem dizer que hoje ele é um menino totalmente dentro dos padrões de peso e altura para sua idade, cheio de amigos e muito mais alegre e disposto para a vida.

Atualmente, diversas prefeituras oferecem projetos sociais, que promovem atividades físicas para crianças e suas famílias que não têm condições financeiras para frequentar clubes ou academias. São inúmeras opções de esportes e com profissionais capacitados, por isso, mais uma vez, não existem desculpas para que o exercício físico não seja incorporado à rotina dos pequenos.

O TAL DO VIDEOGAME

O número de crianças com sobrepeso e obesas é altíssimo em boa parte dos países do mundo. Estamos em pleno mundo informatizado e tecnológico. Nossos filhos nasceram já com todas essas facilidades. No entanto, dizer que as crianças estão sedentárias e com sobrepeso por causa disso não me parece correto. A culpa não é do videogame. É dos pais que não impõem limites.

Não precisamos achar que nossos filhos não devem fazer parte desse mundo tecnológico. Seria como viver em outro planeta. Mas limitar o número de horas que são gastas nesse tipo de atividade é fundamental. Existe, sim, um vício pelos joguinhos, assim como existe vício no caso do cigarro, da bebida, das drogas etc. Por isso, é de extrema importância que se tenha o controle sobre a quantidade de tempo gasto nessas atividades e em outras, como estudar, ler, fazer exercícios físicos, brincar com os amigos.

A criança que fica mais de cinco horas por dia entre computador, tv e videogame tem cerca de seis vezes mais chances de ser obesa do que aquela que fica até duas horas por dia. Ou seja, existe uma relação direta entre o tempo gasto em atividades passivas e a obesidade infantil.

Mas o avanço tecnológico também tem seu valor, claro. Jogar videogame é altamente estimulante para o cérebro e ajuda a desenvolver diversas "inteligências" e habilidades mentais. Para quem quer unir videogame e atividade física, a dica é brincar com os jogos que simulam uma partida de tênis, de futebol, uma corrida e afins, sem o uso do controle, mas com o movimento corporal. Eles promovem um gasto calórico quatro vezes maior que os jogos estáticos.

COMER, COMER, PARA PODER CRESCER

Criar bons hábitos na alimentação também é uma tarefa dos pais, e deve ser incentivada desde cedo, nos primeiros meses e anos de vida. De forma alguma as crianças devem ser proibidas de comer as guloseimas de que tanto gostam e que estão em todas as festinhas, esperando para serem devoradas. Ou a pipoca do cinema. O sorvete do fim de semana. Programinhas infantis quase sempre incluem comidinhas gostosas, gordurosas e calóricas! O importante é que se tenha em casa, no dia a dia, alimentos mais saudáveis, fazendo assim o equilíbrio entre a diversão e a nutrição.

Mais uma vez os pais não podem apenas falar que comer verduras e legumes é ótimo para a saúde. O exemplo tem que ser dado na prática. Por isso, tenho dez dicas básicas para os pais e seus filhos se alimentarem de forma saudável, nutritiva e gostosa:

1. *Prefira cozinhar, assar ou grelhar, em vez de fritar seus alimentos. Batata frita vira batata assada!*

2. *Deve-se beber água com as refeições. A intenção é que se possa saborear os alimentos, não mascará-los com o açúcar presente em sucos ou refrigerantes.*

3. *Falando em refrigerantes, eles são só para ocasiões especiais, como festas e cineminha.*

4. *Deixe as frutas sempre ao alcance da vista e das mãos dos pequenos.*

5. *Inclua, devagar e sempre, legumes e verduras no prato deles. Se houver recusa, tente de novo, pelo menos quinze vezes, para que o paladar tenha a chance de se habituar àquele gosto.*

6. *Não encha seu armário de biscoitos, balas e chocolates. Isso gera uma tentação muito grande e torna ainda mais difícil impor limites para as guloseimas.*

7. *Ofereça água para seus filhos. Criança não se lembra de beber água. Quando sentem sede, eles pedem suco, refrigerante etc.*

8. *Incentive o consumo de leite e iogurtes. Esse tipo de alimento é importante para o crescimento e a formação dos ossos.*

9. *Ofereça cereais e outras opções de grãos integrais, como pães e massas.*

10. *Torne a alimentação de seus filhos tão colorida e variada quanto possível. Isso significa que você está oferecendo a eles uma maior quantidade de vitaminas e minerais.*

6. Prevenir para não remediar
A atividade física é ainda mais importante depois dos quarenta

Se é para ser feito, que seja bem-feito.
Conceição Fernandes, minha avó

Quando nascemos, nosso corpo passa por um longo processo de crescimento, e leva anos para se desenvolver e se formar por completo. A fase seguinte é de estagnação. O corpo muda pouco. Com trinta anos, o gráfico que representa a linha da vida chega ao seu pico máximo de desempenho. A partir daí, a produção de hormônios e outras substâncias, o ritmo metabólico, a massa magra, enfim, o funcionamento do corpo começa a desacelerar num ritmo lento, imperceptível. Por isso, é a partir dos quarenta, dos cinquenta, dos sessenta anos que a atividade física se torna ainda mais importante para manter o bom funcionamento do corpo. E nunca é tarde demais para começar.

Pesquisas científicas comprovam que é possível ganhar massa muscular com atividade física regular mesmo depois dos sessenta anos de idade.

SARCOPENIA

Sarcopenia é o nome dado ao processo de perda de massa muscular, que acontece de forma espontânea. Perder massa muscular significa perder força e consequentemente autonomia para realizar desde tarefas mais difíceis, como subir uma longa escada ou segurar um bebê no colo, como outras mais simples.

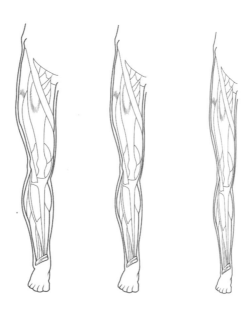

A falta de força muscular também deixa desprotegidos nossos ossos e articulações, tornando-nos mais suscetíveis a dores, torções, inflamações e outros problemas causados pelo "uso da máquina". Além disso, o metabolismo basal — a quantidade de energia (calorias) que nosso corpo precisa para se manter vivo e funcionando — também desacelera, não apenas pelo avanço da idade, mas pelo fato de a quantidade de massa muscular ser também um fator determinante para aumentar ou reduzir o ritmo do metabolismo.

Os músculos são estruturas ativas, por assim dizer, e um corpo musculoso gasta mais calorias para se manter vivo e funcionando que um corpo magro sem uma boa massa muscular ou com excesso de massa gorda. Por isso, a atividade física recomendada para evitar ou reduzir o processo da sarcopenia são os treinos de resistência muscular localizada, como ginástica funcional, ginástica localizada, musculação, pilates etc.

OSTEOPENIA E OSTEOPOROSE

O desgaste dos ossos é uma complicação que atinge principalmente as mulheres. A diminuição da massa óssea, provocada pela perda de cálcio, é o que chamamos de osteopenia. Esse quadro pode evoluir para a osteoporose, quando os ossos ficam ainda mais fracos e porosos, como o próprio nome já diz.

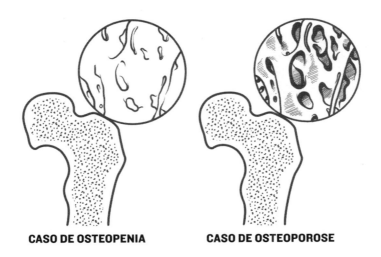

CASO DE OSTEOPENIA **CASO DE OSTEOPOROSE**

A osteoporose torna os ossos quebradiços, e esse é um problema muito grave, porque pequenas torções ou quedas leves podem provocar fraturas. Para os idosos, cair e quebrar algum osso do corpo é um processo traumático e doloroso, e a maioria dos acidentes com quedas envolve o fêmur, deixando o idoso sem qualquer chance de locomoção.

A osteoporose pode acontecer por fatores genéticos, pela má formação dos ossos, pela complicação de um quadro de diabetes, pelo tabagismo ou alcoolismo, pela falta de exposição à luz solar e pela falta do exercício físico. Desses fatores, podemos controlar o fumo, o álcool e a atividade física. Os outros não dependem apenas de nós. Por isso, não fumar, beber com moderação e praticar exercícios é o caminho para evitar ou amenizar os efeitos dessa complicação.

As melhores atividades físicas para esses casos são as que promovem impacto, porque melhoram a absorção do cálcio pelos ossos. Caminhar, correr e pular corda são alguns exemplos. Atividades na água, como natação ou hidroginástica, não proporcionam benefícios nesse caso. Também é recomendável tomar sol todos os dias por pelo menos quinze minutos e consumir boas quantidades de leite e derivados.

COMPLICAÇÕES CARDIOVASCULARES

A capacidade do coração de bombear o sangue para as diferentes partes do corpo também diminui com a idade. Como qualquer outro músculo do nosso corpo, ele precisa de exercícios que o deixem mais forte, de modo que possa fazer menos esforço para exercer sua função. Com o avanço da idade, outras complicações ligadas ao coração podem ocorrer, como hipertensão e doenças coronarianas, que afetam as artérias. Em ambos os casos, o fluxo sanguíneo se torna menor: no caso da hipertensão, porque ocorre uma vasoconstrição, ou seja, os vasos sanguíneos ficam retraídos; no caso das doenças coronarianas, porque as artérias ficam entupidas com excesso de gordura em suas paredes.

Para ambos os casos, a atividade física é muito recomendada. Sobretudo a aeróbica, que condiciona o coração a trabalhar bem sem fazer grandes esforços, e que inclui caminhada, corrida, natação, ciclismo etc.

Metade dos brasileiros adultos são hipertensos.

MAL DE ALZHEIMER

Está comprovado que a atividade física regular faz bem para a cabeça, e não apenas por manter nosso humor equilibrado e nos proporcionar sensação de bem-estar. Ela também funciona como uma descarga de adrenalina, aliviando o estresse, melhorando a qualidade do sono, promovendo disposição nas horas ativas e relaxamento profundo nas horas de descanso. Além disso, pesquisas recentes revelaram que o exercício físico também ajuda na produção de novas sinapses neurais. Segundo pesquisadores, o cérebro também é um músculo que precisa ser estimulado, com exercícios físicos e mentais.

Alguns trabalhos científicos também apontam para o fato de a atividade física reduzir o ritmo em que o mal de Alzheimer avança através dos anos. Trata-se de uma doença bastante comum, que afeta 6% da população acima dos 65 anos de idade e 15% acima dos oitenta. Não apenas o Alzheimer, mas também outras demências senis são amenizadas quando se realiza atividades que estimulam as funções cognitivas, a memória, o raciocínio, a coordenação motora — uma série de habilidades que a prática regular do exercício físico consegue aprimorar. Nesses casos, toda e qualquer movimentação é bem-vinda. Atividades aeróbicas, ginástica funcional, ioga, pilates, musculação, dança, luta e uma infinidade de modalidades, que podem ser escolhidas de acordo com o gosto pessoal de cada um.

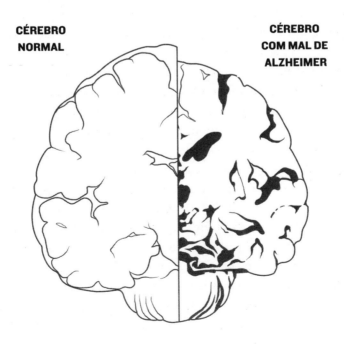

DIABETES

Uma doença silenciosa e extremamente perigosa é o diabetes. Seus principais sintomas são:

1. *cansaço constante;*

2. *sede constante;*

3. *aumento do apetite;*

4. *emagrecimento;*

5. *aumento da quantidade de urina.*

Quando a pessoa é diagnosticada como diabética, isso significa que seu pâncreas — órgão encarregado de produzir a insulina, que regula o nível de açúcar no sangue — pifou, ou seja, não é mais capaz de produzir o hormônio. Isso pode estar associado a fatores genéticos, mas muitas vezes é desencadeado por sedentarismo, obesidade e má alimentação. Atualmente, há cerca de 200 milhões de pessoas com essa doença no mundo, e a OMS estima que esse número duplicará em cerca de dez anos.

A melhor forma de combater, prevenir ou retardar (quando é um problema genético) o diabetes é fazer atividade física, o que reduz as taxas de açúcar no sangue. Quando nos exercitamos, nossos transportadores de glicose (glut4) começam a captar glicose, independentemente da produção de insulina.

O melhor a fazer nesses casos é combinar os dois tipos de atividades físicas: aeróbica e de força. Exercícios como a musculação, por exemplo, ajudam a aumentar as células musculares, que quando exercitadas terão mais transportadores. As atividades aeróbicas com intensidade moderada e longa duração, como uma caminhada de cinquenta minutos, por exemplo, são excelentes para reduzir o nível de açúcar no sangue.

Uma amiga da minha mãe, já com seus setenta anos, adorava viajar como juíza de exposições de cães. Ela ia quase diariamente à nossa casa, onde tive meu primeiro estúdio de personal trainer. Essa mulher sempre reclamava de dores e cansaço, principalmente quando ficava horas em pé como jurada, apesar de ter o costume de caminhar durante uma hora todos os dias. Expliquei a ela que essa atitude era muito bacana, mas que a musculação teria grande importância para aliviar seus sintomas, com o fortalecimento dos músculos.

Combinamos de fazer aulas durante dois meses, para ela poder avaliar se sentia-se melhor, se gostaria de continuar. Seriam cinco vezes por semana de exercício, com vinte minutos de caminhada e quarenta minutos de exercícios de força — ela suportaria apenas o peso do corpo no início e depois faria exercícios com carga. Em apenas dois meses, a mulher se sentia muito melhor, as dores tinham diminuído bastante e já conseguia ficar nas exposições sem tanto desconforto. Hoje, já passou dos 85 anos, mas continua viajando, julgando e mantendo uma rotina de exercícios diários. Seu caso é uma prova viva de que nunca é tarde para começar a prática de exercícios e colher os benefícios que promove para o corpo e a saúde.

Depois dos sessenta anos, a musculação é ainda mais importante que a atividade aeróbica. Segundo a OMS, o ideal são três sessões por semana de exercícios de força com quarenta minutos de exercícios aeróbicos.

7. Por que correr?
Os prós e contras da atividade física que mais cresce no Brasil e no mundo

A alegria evita mil males e prolonga a vida.
William Shakespeare

Há 1 milhão de anos, o homem era obrigado a correr e se movimentar com frequência. Sua vida dependia disso, de sua habilidade para caçar, de sua força, de sua condição física. Porém, esse movimento não era espontâneo, embora fosse necessário, e, quando possível, nossos ancestrais ficavam sentados, deitados, parados, poupando energia. Hoje não temos necessidade de nos movimentar para conseguir o que precisamos. Muito pelo contrário: a tecnologia nos proporcionou a comodidade de fazer o menor esforço possível para ter nas mãos o que queremos.

Embora milhares de anos tenham se passado, nosso código genético continua o mesmo. Quando corremos, estamos fazendo o que nosso corpo foi geneticamente programado para fazer. A corrida é algo natural, todos têm essa capacidade. Talvez isso explique o grande sucesso que vem fazendo e o crescente número de adeptos que tem adquirido.

Mesmo assim, nem todas as pessoas estão aptas a correr. Por ser aparentemente uma atividade de fácil execução, muitos iniciam um programa de corrida e acabam se lesionando por falta de programação, cuidados, estratégias de adaptação etc.

OBJETIVO E SUPERAÇÃO

Uma vez, um aluno e amigo me disse que queria fazer a meia maratona do Rio, uma prova de 21 km. Sua esposa também competiria, mas, ao contrário dele, adorava correr e estava em forma, ou seja, não sentia nenhuma dor e não tinha lesões. Ele, por outro lado, estava acima do peso, tinha uma contusão no joelho e não gostava de correr. Faltavam cinco meses para o dia da prova, o que era tempo suficiente para prepará-lo.

Começamos com treinos na piscina três vezes por semana, para fortalecer os membros inferiores, aprimorar a condição cardiorrespiratória, eliminar o sobrepeso e recuperar o joelho. Nos outros dois dias, ele fazia bicicleta e musculação para enrijecer os músculos das pernas e proteger as articulações.

Depois de trinta dias, começamos os treinos na esteira, apenas duas vezes na semana, devagar e sem dor. Progressivamente, passamos dela para a areia e, por fim, para o asfalto. Todo o treinamento foi programado para que os estímulos aumentassem aos poucos. Ele corria para valer apenas três vezes por semana.

Cerca de vinte dias antes da prova, ele se mostrou preocupado porque todos os amigos dele que também iam correr já haviam feito treinos de 21 km, enquanto ele tinha chegado somente aos 12 km. Ele também me questionava quanto ao fato de fazer três treinos de corrida na semana, ao passo que os outros treinavam quase todos os dias. Todos questionavam se ele conseguiria realmente terminar a prova. Pedia a ele que confiasse em mim. Àquela altura, já havia perdido dez quilos e não sentia mais dores no joelho.

Tive receio de que ele ficasse ansioso e largasse com um ritmo forte demais, que o obrigasse a parar antes da chegada, então tracei uma estratégia para a prova. Dividi o circuito em quatro partes, cada trecho com um *pace* (velocidade média) determinado. Eu estaria nesses pontos para incentivá-lo. O primeiro trecho era subir e descer a avenida Niemeyer.

Ele estava quase em último lugar. Passaram por mim um homem fantasiado de noiva, outro fazendo embaixadinhas com uma bola de futebol e uma pessoa com deficiência. Confesso que, nesse momento, fiquei preocupado e refiz meus cálculos, apesar de saber que o planejamento estava correto. Foi quando ele apareceu, olhou para mim e fez um sinal de positivo, parecendo bem confiante.

No fim do segundo trecho, ele estava na frente das pessoas fantasiadas, e no fim do terceiro já tinha ultrapassado muita gente, mostrando fôlego de sobra. Ele terminou a prova em 1h39, na frente de vários amigos que questionaram seu treinamento. Fiquei extremamente emocionado quando, depois de cruzar a linha de chegada, ele me disse: "Você não tem ideia do que essa prova significou pra mim! Hoje foi um dos dias mais felizes da minha vida, estou realizado, obrigado!".

Meu amigo, um executivo muito bem-sucedido, presidente de empresa, com tantas responsabilidades e vitórias já conquistadas, sentiu-se feliz e realizado. Isso tem muito valor. Com essa e outras experiências que vivi, pude perceber o quanto a atividade física muda a vida das pessoas. Foi então que nasceu o BemStar, a marca que criei para, através de um site, de uma revista e da TV, levar às pessoas a importância de fazer atividades físicas e cuidar de nosso corpo, de nossa saúde, de nós mesmos.

POR QUE CORRER É BOM?

1. *É uma atividade de altíssimo gasto calórico, que promove perda significativa de gordura.*

2. *Por ter alto impacto, é muito indicada na prevenção ou no tratamento da osteoporose.*

3. *Melhora o condicionamento físico e a condição cardiovascular.*

4. *Pode ser feita nos mais diversos ambientes, inclusive em viagens.*

5. *Pode ser feita sozinho ou em grupo.*

6. *Por ser uma atividade aeróbica, promove uma boa produção de serotonina e endorfina, que são substâncias químicas capazes de dar a sensação de bem-estar.*

7. *Fortalece os músculos dos membros inferiores.*

8. *Melhora a autoestima e a qualidade do sono.*

9. *Facilita o trânsito intestinal.*

10. *Proporciona mais disposição no dia a dia.*

POR QUE CORRER É RUIM?

1. *Por ser uma atividade de altíssimo impacto, não pode ser praticada por pessoas com problemas nas articulações.*

2. *Por promover alto gasto calórico e exigir bastante do corpo, acaba provocando perda de massa muscular, o que não é interessante para o emagrecimento e dificulta a manutenção do corpo forte ao longo dos anos. A dica é combinar a corrida com musculação, ginástica, pilates ou qualquer outra atividade de força.*

3. *É uma atividade que provoca muitas lesões, pelo alto impacto, por eventuais excessos nos treinos e pela falta de reforço muscular adequado.*

4. *Não fortalece os músculos dos membros superiores.*

GRUPOS DE CORRIDA

Hoje em dia, praças, parques e praias estão cheios de tendas com grupos de corrida e assessorias esportivas. A proposta é que os alunos recebam suas planilhas e façam seus treinos individualmente ou com outros praticantes. Nos fins de semana, treinos coletivos e mais divertidos são organizados, estimulando a prática do exercício. Eu costumo dizer que essa agora é a praia do paulistano. E isso é muito bom.

Mas, como sempre acontece quando alguma coisa vira moda, muitos aspectos importantes acabam sendo negligenciados. Ensinar a dinâmica da corrida, por exemplo, é um ponto crucial para evitar lesões. A periodização — a organização dos treinos de forma a manter o alto desempenho e preparar os alunos para as provas — requer tempo, o que é praticamente inviabilizado pelo número de alunos inscritos em cada assessoria. A consequência mais comum desse fato é o *overtraining* (excesso de treinamento). Estima-se que 40% das pessoas que participam de grupos de corrida acabam se machucando e são obrigadas a interromper o treinamento para se submeter a tratamentos que costumam durar pelo menos um mês.

Não é necessário de forma nenhuma correr todos os dias da semana para obter um bom desempenho. Bastam três dias de corrida e complementação com outras atividades, como ciclismo ou natação. Ainda assim, trata-se de uma atividade muito bem recomendada, que quando feita em grupo é muito mais estimulante. A dica é ter cuidado e procurar auxílio dos professores para evitar lesões e desconfortos.

CUIDADOS AO CORRER

1. *Escolha um tênis apropriado para corrida. As tecnologias disponíveis são as mais diversas — há tênis simples, para qualquer pessoa, e modelos que são compatíveis com os diferentes tipos de pisada (pronada, neutra, supinada).*

2. *Use roupas leves, que permitam a evaporação do suor. Dessa forma é possível manter a temperatura do corpo em níveis desejáveis.*

3. *Inicie a corrida devagar. Aqueça seu corpo primeiro, tire-o da inércia devagar, e então imprima o ritmo de forma gradativa.*

4. *Se for correr ao ar livre, procure horários em que o calor esteja mais ameno, para evitar a hipertermia (excesso de calor).*

5. *Hidrate-se antes, durante e depois da corrida.*

6. *Não corra em jejum; consuma uma fonte de carboidrato leve, como uma fruta, um suco ou uma torrada antes de iniciar a atividade.*

7. *Reserve algum tempo de seu dia, dez minutos que seja, para alongar principalmente os membros inferiores. Esse alongamento não precisa e não deve ser feito imediatamente antes ou após a corrida. Antes de correr, o ideal é aquecer o corpo. Logo depois, quando o corpo ainda está aquecido, pode acontecer de se alongar mais do que o necessário sem perceber e provocar alguma lesão.*

8. *Procure variar os tipos de solo. Alterne esteira, asfalto, terra batida, areia fofa... Dessa forma você reduz o impacto e trabalha de forma mais eficiente os músculos das pernas.*

9. *Respeite os limites de seu corpo e interrompa a atividade se sentir qualquer dor ou desconforto.*

10. *Divirta-se! A corrida, como toda atividade física, deve ser prazerosa e agradável.*

NOÇÕES BÁSICAS PARA TREINOS DE CORRIDA

a. *Começando a correr*

Se você nunca correu, inicie sua programação de atividade física caminhando. O ideal é andar por no mínimo trinta minutos, com passadas ritmadas. Quando estiver confortável, comece com uma corrida leve, de poucos minutos, alternando caminhada e corrida. Você pode fazer a seguinte progressão:

TREINO	CAMINHE	CORRA
1º	5 minutos	1 minuto
2º	5 minutos	2 minutos
3º	4 minutos	2 minutos
4º	3 minutos	3 minutos
5º	2 minutos	3 minutos
6º	2 minutos	5 minutos

Ao chegar ao sexto treino, você estará pronto para fazer um treino contínuo.

b. *Treino contínuo*
Esse treino acontece quando você não precisa mais intercalar a caminhada e a corrida, porque se sente confortável para correr por algum tempo sem parar. Comece correndo por doze minutos. Depois disso, a progressão natural seria: quinze, vinte, trinta e quarenta minutos.

Lembre-se de manter uma velocidade constante, que não seja nem tão lenta a ponto de não haver nenhum esforço nem tão intensa que o obrigue a interromper a corrida. Quando passar dos quarenta minutos, estará apto a fazer o que consideramos um treino longo.

c. *Treino longo*
O treino longo é bastante indicado para praticantes de corrida que precisam fazer volume, ou seja, rodar muitos quilômetros para se preparar para as provas de rua. É muito bom para reduzir a gordura corporal, mas é preciso tomar alguns cuidados, como se hidratar e repor carboidratos após os primeiros 45 minutos, e depois a cada meia hora. Essa reposição pode ser feita com água, bebidas isotônicas, carboidrato em gel ou em forma de balas etc. Para melhorar o desempenho nos treinos longos, deve-se alterná-los com o treino intervalado.

d. *Treino intervalado*
Usar maior velocidade em breves períodos, essa é a proposta dos treinos intervalados. São o que chamamos de "tiros": quando se chega ao máximo de esforço em um período curto de tempo. Depois há uma recuperação, que pode ser passiva (ficar parado) ou ativa (caminhar ou correr devagar). São ótimos para reduzir a gordura abdominal e excelentes para melhorar a capacidade cardiovascular — e consequentemente o desempenho. Porém, só deve fazê-lo quem estiver totalmente saudável e apto para tal esforço.

A recuperação entre os tiros costuma durar o dobro do tempo do estímulo. Por exemplo:

TIRO	RECUPERAÇÃO
1 minuto	2 minutos
40 segundos	1 minuto e 20 segundos
30 segundos	1 minuto

Quando os tiros são muito curtos e intensos, a recuperação deve ser maior — três vezes o tempo do tiro:

TIRO	RECUPERAÇÃO
20 segundos	1 minuto
15 segundos	45 segundos
10 segundos	30 segundos

Obviamente, a recuperação varia de acordo com o nível de condicionamento do praticante. O ideal é que o corredor possa se recuperar para fazer o tiro seguinte com, pelo menos, a mesma potência que os anteriores. Muitas vezes o descanso entre eles tem que ser maior, e não há problema nenhum nisso. Depois de alguns treinos de tiro, você estará pronto para o treino mais difícil de todos, o treino curto.

e.   *Treino curto*

O objetivo é manter a velocidade intensa e contínua, e percorrer a maior distância no melhor tempo possível. Esse treino não deve durar mais que trinta ou quarenta minutos — a menos que o corredor esteja *muito* bem preparado. É um treino bom para queimar a gordura abdominal e acelera o metabolismo por até 48 horas após seu término, mas provoca desgaste na massa muscular.

O ideal é sempre variar os estímulos, alternando os treinos

e procurando solos diferentes. Não se esqueça de reservar algum tempo do dia para se alongar e de fazer exercícios de força e resistência muscular pelo menos três vezes por semana, para fortalecer os membros inferiores e proteger as articulações.

8. Corpo e mente: equilíbrio perfeito
Tudo o que seu corpo pode fazer para melhorar sua cabeça

Manter o corpo saudável é um dever.
De outro modo, não seremos capazes de manter
nossa mente forte e clara.
Buda

Somos uma unidade: corpo e mente. Quando estamos "bem da cabeça", nosso corpo responde positivamente, demonstrando disposição e saúde. Quando os problemas invadem a mente, o corpo se sente fragilizado, travado, pesado. Por outro lado, um corpo fisicamente ativo, saudável, forte, tende a nos tornar mais resistentes para enfrentar os problemas. É como uma gangorra, em que as extremidades oscilam para cima e para baixo, mas que busca o equilíbrio perfeito, a estabilidade, um constante fluxo de energia.

COMO O EXERCÍCIO MELHORA A CABEÇA

Bem-estar

Já é amplamente conhecido o fato de a atividade física, principalmente os exercícios aeróbicos, feita com intensidade moderada por mais de vinte minutos liberar serotonina e neuroendorfina, substâncias responsáveis pela sensação de bem-estar. Seu efeito pode se prolongar por até 72 horas após atividades extremamente longas, como triatlos ou maratonas. Por isso, diz-se que a prática de atividade física causa, nesse caso, uma dependência positiva, e na falta dela o praticante chega a ter crises de abstinência e alterações de humor. Porém, isso só acontece quando o estímulo é praticamente diário, ou seja, quando ele ocorre entre 22 e 24 dias por mês. Com a regularidade, mantemos os níveis dessas substâncias em constante secreção, garantindo uma sensação de alegria e conforto.

Estresse

O exercício regular é uma das melhores válvulas de escape para descarregar o estresse e a tensão do dia a dia. Além de aliviar o peso da mente, melhora a qualidade do sono e reduz a irritabilidade. Quando estamos em uma situação de estresse, liberamos o hormônio chamado cortisol, que sinaliza para o corpo que se trata de uma situação de emergência, deixando-o pronto para a ação, com aumento da pressão arterial e da glicose no sangue. Era assim que acontecia há milhares de anos, quando o homem se preparava para caçar: a gordura mobilizada com a liberação do cortisol seria usada para a atividade da caça. Hoje, as situações de tensão se dão, normalmente, em ambientes de escritório, no trânsito etc., ou seja, em momentos em que o corpo não está se movimentando e por isso não dá vazão à gordura. O resultado é o acúmulo, sobretudo na região abdominal, da gordura visceral, a mais perigosa, justamente por se encontrar na região da barriga, entre os órgãos e as vísceras.

Neurônios e cognição

O exercício é físico, mas seu efeito se estende até mesmo à fabricação de novos neurônios. Pesquisas científicas recentes mostraram que um programa regular de atividade física por doze semanas já é suficiente para a produção de novas células neurais. Até não muito tempo, acreditava-se que a falência dos neurônios era irreversível. Porém, ficou comprovado em experiências feitas com ratos, e mais tarde em humanos, que o estímulo no hipocampo, parte do cérebro ligada ao aprendizado e à memória, é capaz de fazer essa renovação neural.

O exercício também é fundamental no desenvolvimento da cognição, que é a capacidade de construir conhecimento, compreendê-lo e utilizá-lo no dia a dia. Vejamos isso usando o exemplo do futebol. Em uma partida, ao receber a bola, o jogador precisa pensar rápido, criar uma estratégia e agir. Isso envolve rapidez de raciocínio e inteligência, além de certa frieza para executar o que foi planejado. Todos esses aspectos são utilizados fora do campo, no momento de tomar decisões, de traçar metas e objetivos etc., tanto na vida pessoal quanto na profissional.

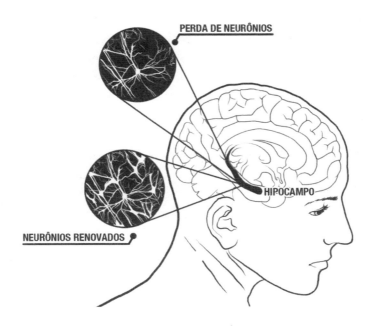

Relacionamento interpessoal

Definitivamente, o esporte e a atividade física unem as pessoas envolvidas. Eu mesmo posso falar isso com toda a propriedade, porque em minha vida fiz amizades e até mesmo contatos profissionais por meio de grupos que se reuniam para jogar uma pelada, uma partida de tênis etc. Sobretudo na infância e adolescência, é de extrema importância que atividades que possam incluir as crianças, principalmente as mais tímidas ou com menos habilidades esportivas, sejam realizadas.

O filho de um grande amigo estudava em uma escola que tinha bastante espaço para esportes e brincadeiras. O garoto achava que não tinha aptidão para nada e se isolava na hora do recreio. Um dia, ele disse ao pai que não queria mais estudar naquele colégio, porque se sentia sozinho. O garoto levou bastante tempo para conseguir dizer aquilo. Durante dois anos, sofreu com a angústia de chegar a hora do recreio e ficar sem nenhum amigo.

O pai dele então me procurou para saber o que eu achava que deveria ser feito, já que, de fato, o menino não levava jeito para o esporte. Decidi ajudar, fazendo treinos de diversas modalidades em casa com ele, apenas para que tomasse gosto e quisesse mais. Percebi que com os pés não funcionava mesmo, ele tinha que buscar modalidades que envolvessem as mãos. Passei a treiná-lo para pegar no gol, quando o esporte fosse futebol. Com isso, descobrimos que ele era muito talentoso como goleiro, inclusive em jogos de handebol e queimada. Ele passou a gostar também de basquete e vôlei. No final, quis entrar para escolinhas no horário que não estava no colégio e começou a participar dos jogos durante os recreios. Os amigos descobriram como ele agarrava bem e, na hora de tirar o time da pelada, era o primeiro a ser escolhido. Nem é preciso dizer que sua vida mudou muito, seus olhos ganharam uma alegria que o pai não via havia muito tempo e com isso ele fez diversos amigos, não apenas na escola, mas no prédio, nas escolinhas, no clube etc.

Autoestima

Por fim, mas não menos importante, está a mudança de atitude que a capacidade física, que desenvolvemos com o exercício regular, promove na vida das pessoas. Ser capaz de realizar tarefas que dependam do vigor físico é extremamente estimulante para a autoestima e a autoconfiança. Como consequência, nos sentimos mais bonitos e mais fortes, o que nos proporciona uma atitude mais positiva em relação à vida.

Tenho um amigo de faculdade que decidiu cursar educação física justamente porque sua vida teve uma reviravolta por conta da descoberta da importância do exercício. Ele era um cara inseguro, sentia-se fraco e "menor" perante os outros, o que o estressava e fazia com que fosse briguento. Era como se tivesse mania de perseguição. Sempre alguém estava falando dele, rindo de sua cara, humilhando-o, e ele queria logo resolver na briga. Na maior parte das vezes, levava a pior.

Decidiu que ia fazer aulas de artes marciais e começou com caratê, depois judô, muay thai (boxe tailandês), jiu-jítsu. Com o tempo, percebeu que era capaz de machucar alguém se quisesse: ficou forte e se mostrou muito habilidoso nas lutas. Começou a participar de campeonatos e a ganhar. Transformou-se em uma pessoa segura e tranquila. Com todo o seu poder para brigar e machucar quem quisesse, ele começou a entender que não era aquele o caminho que queria seguir. A luta e o exercício lhe ensinaram valores mais importantes. Decidiu se tornar professor, justamente para ensinar a crianças e adolescentes que, como ele, poderiam estar desorientados e precisando acreditar mais em si mesmos.

9. Nutrir versus comer
As regras básicas para fazer boas escolhas alimentares

Um treino é formado por três componentes:
o próprio treino; a alimentação; o sono,
talvez o mais importante deles.
Nuno Cobra

Nutrir o corpo é bem diferente de alimentá-lo. Quando o consumo de alimentos se dá apenas para agradar ao paladar, o corpo não está recebendo os nutrientes necessários para que funcione de forma equilibrada e receba a energia necessária para manter seus órgãos trabalhando. Quando a intenção é nutrir o corpo, procura-se primeiro dar a ele o que realmente importa, o que o torna eficiente e saudável. A prioridade são os alimentos naturais e ricos em nutrientes, e a resposta é sentida no dia a dia, com mais disposição, bem-estar e saúde.

Uma modificação dos hábitos alimentares visando ao emagrecimento só é possível se associada à atividade física. Apenas sair cortando alimentos da dieta é inclusive perigoso. Consegue-se dessa forma a redução da gordura, mas com o efeito indesejável da perda de massa muscular. Reflita um pouco: o que você come e não sente na balança aos vinte anos vai fazer você engordar aos quarenta. Então, o que fazer? Comer, a cada dia que passa, menos quantidade? Até chegar a um estágio em que a alimentação será absurdamente reduzida, o que causaria maior queda ainda no ritmo metabólico? A fórmula ideal do equilíbrio é associar a alimentação equilibrada à atividade física regular. O exercício, principalmente depois dos trinta anos, é fundamental para não deixar que dietas restritivas e o avanço da idade desacelerem o metabolismo de forma drástica e afetem a saúde.

SEU CORPO É INTELIGENTE

Seu corpo pensa e tem memória. Se, durante o mês, você mantiver um padrão alimentar saudável e só sair da rotina seis ou sete dias, cometendo excessos, seu corpo vai entender que aquele ponto fora da curva foi uma exceção, e vai trabalhar para deixá-lo equilibrado de novo. É provável que nesses momentos você possa até passar um pouco mal, ir mais vezes ao banheiro, ou até ter diarreia. É sinal de que seu organismo entendeu o recado e está arrumando a casa de novo. Por isso eu digo que dietas não funcionam. Devemos comer o que é preciso e também o que queremos. Manter uma alimentação inteligente e equilibrada na maior parte do tempo e comer aquelas delícias que dão água na boca esporadicamente compõem uma atitude inteligente, porque assim prazer e saúde podem andar juntos. É esse o caminho para uma vida longa e saudável.

O que vamos colocar em nossos pratos ao nos servir, seja em casa ou em um restaurante, é uma escolha que fazemos várias vezes ao dia. O segredo da boa alimentação é optar pelos alimentos que vão de fato nutrir nosso corpo, e não apenas alimentá-lo. Ninguém precisa cursar nutrição na faculdade para saber, por exemplo, que frituras são muito ricas em gorduras e por isso devem ser consumidas com cuidado. Ou que sorvetes e doces são carregados de açúcar e gorduras e precisam ser evitados. Mesmo as pessoas que nunca se interessaram muito pelo assunto sabem o que faz mal à saúde.

É possível dividir em duas categorias o que é necessário conhecer sobre o assunto:

CONSUMIR MENOS	CONSUMIR MAIS
Gordura	Fibras
Açúcar	Vitaminas
Sal	Minerais
Álcool	Água

Dessa forma, fica fácil visualizar e perceber que uma boa nutrição pode ser bem mais fácil do que se imagina.

CONSUMIR MENOS

Gordura

Dos três macronutrientes de que precisamos para nos manter vivos e nutricionalmente equilibrados — carboidrato, proteína e gordura —, a gordura é o que mais causa ganho de peso e prejudica a saúde, quando consumida em excesso. Podemos dividir as gorduras, de forma simplificada, em três tipos:

1. *insaturadas;*

2. *saturadas;*

3. *trans (gordura vegetal hidrogenada).*

A que traz maiores benefícios à saúde é a gordura insaturada, que se encontra normalmente na forma líquida (óleos e azeites), ou em azeitonas, castanhas, nozes e outras frutas oleaginosas. São importantes para manter a temperatura do corpo e fundamentais na produção de certos hormônios. Porém, seu consumo deve corresponder a apenas 15% de nossa alimentação diária. Gordura em excesso provoca uma série de complicações, como obesidade, hipertensão, aterosclerose, diabetes e até alguns tipos de câncer.

Sal

O sódio tem seu papel em nossa alimentação. Ele é fundamental para o funcionamento das células e a contração muscular. Porém, recomenda-se o consumo de apenas seis gramas por dia, o que equivale a uma colher de chá. Essa recomendação não é seguida pela maioria dos brasileiros, que chega a consumir quatro vezes essa quantidade. O excesso de sal provoca retenção de líquidos, o que sobrecarrega o sistema cardiovascular, provocando hipertensão e outros problemas circulatórios.

Açúcar

A glicose é muito importante na nossa alimentação. Ela se apresenta em diversas formas nos alimentos que consumimos, e uma delas é o açúcar que usamos para adoçar cafés, sucos, bolos, doces etc. O uso em excesso do açúcar branco refinado, presente em todas as casas, implica um alto índice de glicose no sangue, o que pode provocar problemas cardíacos e diabetes.

Álcool

O álcool também é um macronutriente, embora não seja fundamental para nossa sobrevivência, como os demais. O órgão responsável por metabolizá-lo em nosso organismo é o fígado. Ele é capaz de digerir uma dose de bebida alcoólica por hora, o que equivale a uma latinha de cerveja, uma dose de uísque ou uma taça de vinho. Com o consumo exagerado, o fígado fica sobrecarregado e passa a produzir mais enzimas digestivas, o que pode provocar hepatite alcoólica, um quadro de inflamação do fígado que pode se tornar uma cirrose (quando o fígado não consegue mais exercer suas funções). Em quantidades moderadas, o álcool é capaz de reduzir os riscos de ataque cardíaco, porque aumenta os níveis do bom colesterol (HDL) no sangue, que mantém as vias sanguíneas mais "limpas". Beber com moderação faz bem para a saúde e ajuda a relaxar!

CONSUMIR MAIS

Fibras

As fibras não são absorvidas pelo organismo, elas simplesmente atravessam todo o percurso percorrido pelo bolo alimentar sem ser metabolizadas. Por esse motivo, elas acabam fazendo uma espécie de faxina, recolhendo o que fica pelo caminho. Isso significa que as fibras podem absorver o excesso de gordura, melhorar a passagem do bolo alimentar e fazê-lo chegar ao seu destino com mais rapidez e facilidade. Assim, elas ajudam a prevenir alguns problemas como colesterol alto, diabetes, câncer de intestino, obesidade etc. A quantidade de fibras recomendada por dia é de quarenta gramas. Elas podem ser encontradas em frutas, folhas, legumes, verduras, grãos integrais e cereais.

Vitaminas e minerais

Vitaminas e minerais são essenciais para diversas reações bioquímicas que ocorrem em nosso corpo porque funcionam como coenzimas, aumentando a eficiência do funcionamento do organismo. Além disso, melhoram a saúde da pele, funcionam como antioxidantes das células, fornecem energia e disposição para o organismo, melhoram a visão e a absorção de outros nutrientes. As vitaminas e os minerais estão na maioria dos alimentos, desde ovos e leites até frutas e legumes, passando por carnes e grãos. É importante que a alimentação seja a mais variada possível, a fim de fornecer ao corpo a maior variedade de vitaminas e minerais.

HIDRATAÇÃO

Cerca de 70% de nosso organismo é composto de água. Ela é fundamental no transporte de diversas substâncias em nosso corpo, além de manter a temperatura corporal sob controle e facilitar a eliminação de toxinas pela urina e o trânsito intestinal. A água faz parte de diversos processos químicos, até mesmo da queima de gordura, e auxilia no funcionamento dos rins e de outros órgãos. Por dentro, a hidratação lubrifica as articulações; por fora, melhora a pele. A água ajuda até na respiração, pois precisamos que as membranas dos pulmões estejam hidratadas.

Normalmente, esperamos sentir sede para nos lembrar de beber água, o que não é o mais recomendado. É importante saber que perdemos cerca de dois litros de água por dia através do suor, da urina e da respiração, quantidade que deve ser reposta. A melhor forma de fazer isso é beber um copo a cada hora, o que dá cerca de dois litros por dia. Mas atenção: não adianta beber os dois litros de uma só vez — a água deve ser consumida aos poucos, durante todo o dia.

A ARMADILHA DAS DIETAS

Tenho muito cuidado ao falar sobre alimentação, porque sou absolutamente contra dietas em que algum alimento é proibido ou que exijam que se passe fome. Dietas restritivas devem ser feitas apenas por recomendação médica, em casos específicos. Para pessoas saudáveis, bastam algumas orientações para que se coma bem, dando prioridade ao que é importante ser ingerido.

Uma vez, fui visitar uma amiga que estava fazendo dieta. Ela realmente tinha emagrecido bastante e estava superfeliz. Começou a me contar como era sua nova alimentação: anotava tudo o que comia durante o dia e não podia ultrapassar certo número de pontos, que correspondiam às calorias ingeridas. Comecei a ficar horrorizado com aquela matemática toda. Pedi para ver sua geladeira e seu armário da cozinha. Lá estavam opções light de tudo o que poderia ser industrializado. Não encontrei nenhuma fruta, nenhum legume. Era uma geladeira-cemitério — não havia nenhum alimento vivo. Em seu armário, os biscoitos e as guloseimas eram todos sem teor disso ou daquilo. E sem gosto também. Ela estava enganando seu paladar, esquivando-se dos alimentos mais gordurosos, esquecendo-se de nutrir seu corpo e nunca satisfazendo inteiramente o prazer de comer.

Com essa dieta, minha amiga aprendeu a fazer contas, mas não a se alimentar. Precisamos saber nutrir nosso corpo, sem esquecer o prazer associado ao paladar, sem virar escravos da nossa alimentação. Uma das coisas que podem acontecer ao se seguir uma dieta restritiva ou baseada apenas na contagem calórica é o desenvolvimento de uma compulsão por comida. Um medo de que qualquer raspa de chocolate possa pôr tudo a perder. Esse tipo de alimentação, muito provavelmente, terá algumas consequências.

Redução do ritmo metabólico

Quando se restringe demais a quantidade de calorias ou nutrientes consumidos, o corpo passa a trabalhar num ritmo desacelerado, ou seja, economizando energia. Ele fica mais lento no desempenho de suas funções e passa a economizar no gasto calórico. Quando a intenção é emagrecer, devemos fazer exatamente o contrário, promovendo uma aceleração do metabolismo, o que só pode ser obtido com a atividade física regular.

Efeito sanfona

Dietas monótonas que praticamente escravizam as pessoas tendem a ser abandonadas, já que não se consegue viver muito tempo seguindo regras tão radicais. Ao voltar ao padrão antigo, o corpo engorda em uma velocidade fenomenal, principalmente pela compulsão com que se come após um período de "sofrimento".

Culpa

Milhares de pessoas, especialmente mulheres de todas as idades, desenvolvem uma relação muito ruim com a comida, em virtude do sentimento de culpa por consumir alimentos que engordam. Dietas radicais costumam potencializar esse sentimento de culpa, o que pode provocar sérios distúrbios alimentares.

O alimento é nosso combustível, e sem ele não sobrevivemos. Para ter saúde e equilíbrio por toda a vida, é preciso dizer não às dietas radicais, sentir prazer em comer e não associar alimentação a culpa. É preciso unir sabor às boas escolhas: procurar aquilo de que gostamos, mas que também nos faça bem.

Seguem algumas dicas para manter a forma com saúde:

1. *Escolha alimentos naturais em vez de industrializados, porque são os mais ricos em nutrientes.*

2. *Troque refeições fritas, como batatas, bifes e pastéis, pelas opções assadas, cozidas ou grelhadas.*

3. *Coma mais vezes e em menor quantidade, ou seja, faça cerca de seis peque-nas refeições ao longo do dia.*

4. *Use leite semidesnatado no lugar do integral — ele oferece a mesma quanti-dade de cálcio e outros minerais. O mesmo vale para iogurtes e queijos.*

5. *Coma salada sempre antes do prato principal, e não exagere no molho.*

6. *Não esqueça que vale a pena trocar as versões refinadas dos grãos (arroz, macarrão, pão, cereais etc.) pelas integrais.*

7. *Consuma pelo menos três porções de frutas diferentes todos os dias (uma ba-nana, uma maçã e uma tangerina, por exemplo).*

8. *Deixe as guloseimas para as datas especiais.*

9. *Não fique sem comer por muito tempo. Jejum por mais de seis horas não é bom para a saúde nem para o bom funcionamento do organismo.*

10. *Evite beber demais com as refeições, porque atrapalha a digestão.*

O MITO DO CARBOIDRATO

Um dia alguém disse que carboidrato engorda. Todo mundo acre-ditou e continua acreditando até hoje. Será que isso aconteceu porque o carboidrato também é chamado de glicose, o que lembra açúcar? A pro-teína e o carboidrato, dois dos principais macronutrientes de que preci-samos para nos alimentar bem, têm o mesmo valor calórico por grama de peso: 4 cal/g. A gordura tem mais que o dobro: 9 cal/g. A partir daí já podemos estabelecer qual é o nutriente que mais contribui para o ga-nho de peso: é a gordura, e ponto final.

Indo um pouco além, quando comparamos os alimentos ricos em proteína aos ricos em carboidrato, percebemos que carnes, leites e de-rivados, frutas oleaginosas etc. também têm sua carga de gordura, o que aumenta o valor calórico final do alimento. Já os alimentos que são fonte de carboidrato podem ser totalmente livres de gordura, como é o caso do arroz, do macarrão feito com farinha (e não ovos), de alguns pães etc. O problema é que, na preparação desses alimentos, muitas vezes se adiciona muita gordura, como óleo no arroz e molhos à base de queijo e creme de leite no macarrão. É quando o carboidrato vira o vilão da história.

O carboidrato é nossa principal fonte de energia, vital para garantir disposição. A glicose também faz parte de vários processos que acontecem em nosso organismo, inclusive o de quebra de gorduras. Até nossos neurônios se alimentam de carboidrato. E nosso humor, como fica sem ele? Não consumir carboidratos pode ser inclusive perigoso. Sua falta "engana" nosso organismo durante um tempo, mas chega um momento em que o corpo e a mente "imploram" por uma injeção de glicose, e é nessa hora que a pessoa devora um bolo de chocolate inteiro, tamanha a compulsão que sua abstinência provoca. Quem se priva do carboidrato certamente vai engordar muito quando voltar a comer normalmente, porque o mecanismo que era ativado para receber e metabolizar essa glicose ficou desativado por falta de uso, o que provoca um total desequilíbrio.

O melhor a fazer é escolher boas fontes de carboidrato, como pães integrais, arroz integral, macarrão, alguns cereais e frutas, e não deixar de comê-las, ainda que em pequenas porções, em todas as refeições que fizer. Inclusive no jantar!

10. Movimente-se!
Não importa quando, onde ou por que, tire seu corpo da inércia já e para sempre

Só há duas maneiras de viver a vida: a primeira é vivê-la como se os milagres não existissem, a segunda é vivê-la como se tudo fosse um milagre.
Albert Einstein

Você leu este livro quase inteiro e chegou até aqui. Espero já ter convencido a todos da importância de fazer exercício físico, de tirar o corpo da inércia, de proporcionar movimento e saúde, de cuidar dessa máquina que somos, que é perfeita e a única razão para estarmos vivos, de tratar o maior bem que temos, que é nosso corpo, com carinho e respeito, procurando dar-lhe o melhor. Se, ainda assim, você não está convencido, reservo este espaço para contar experiências que vivi e mostrar o que aprendi com elas e como entendi o quanto tudo isso é realmente importante na vida das pessoas.*

---

* Em respeito à privacidade dos meus queridos alunos, nenhum nome foi citado. (N. A.)

DEVAGAR E SEMPRE

O marido da minha prima foi sedentário até os trinta anos, quando resolveu começar a fazer atividade física. Ele me pediu uma série de exercícios. Queria ficar forte, e rápido. Passei uma sequência de adaptação, que aos poucos evoluiria. Ele achou que era fraca demais e decidiu procurar outros professores. Matriculou-se em uma academia grande e passou a malhar pesado e fazer treinos aeróbicos, de corrida e ciclismo, bem mais longos. Em três meses, seu corpo era outro. Comentei com minha prima que ele havia mudado muito e em pouco tempo, e ela me contou como era o treino. Achei extremamente puxado para quem tinha passado boa parte da vida praticamente sem fazer nenhuma atividade física. Além disso, o corpo dele não parecia estar respondendo de forma natural ao estímulo do exercício.

Eu disse a ela que, se procurasse, acharia produtos como suplementos e até anabolizantes nas gavetas dele. Ela comentou com ele, que me criticou, dizendo que eu não entendia de treino forte. Nessa época eu era o preparador físico da dupla de vôlei de praia Paulo Emilio e Paulão, e já havia treinado outros atletas olímpicos. Dois ou três meses mais tarde, minha prima ligou desesperada, dizendo que seu marido tinha saído do banheiro chorando porque sua urina estava preta. Nesse momento, ele decidiu mostrar o arsenal de produtos que estava usando e ainda confessou estar sentindo fortes dores no ombro, um problema que só foi resolvido com cirurgia.

Depois do procedimento, ele teve que voltar aos exercícios de forma gradativa e sem suplementos. Atualmente, faz provas de ciclismo e séries de musculação duas vezes na semana. Está com saúde, fisicamente ativo e sem dores ou desconfortos. Ele aprendeu, mas com um custo alto, que nosso corpo deve ser respeitado e que adotar um novo estilo de vida requer calma e compreensão, ultrapassando aos poucos nossos limites, para evoluir devagar e sempre.

AINDA HÁ TEMPO PARA COMEÇAR

Um aluno de 62 anos me procurou, bastante desanimado com seu desempenho físico. Ele estava quase perdendo a autonomia para realizar as tarefas do dia a dia. Eu disse que deveríamos fazer cinco aulas por semana, para que seu corpo entendesse o novo padrão de movimento e reagisse mais rápido, mas sempre com cautela para que não houvesse nenhum desconforto. Ele achou que eu queria dar mais aulas para ganhar mais dinheiro, mas aceitou. Na verdade, eu sabia que ele não cumpriria o programa sozinho, pelo menos não num primeiro momento. Aos poucos, porém, ele adquiriria o hábito e andaria com as próprias pernas, seguindo o programa.

Falo sempre que é muito importante que se tenha uma periodização de treinos compatível com as necessidades e os objetivos do aluno. Costumo dizer que a pior programação de treinos é mais eficiente que o melhor improviso. Ele estava bastante fraco, com pouca massa muscular, não tinha força para quase nada. Cinco meses após o início do treinamento, já conseguia fazer uma série de doze flexões de braços e tinha aumentado a carga de todos os aparelhos. Além disso, conseguia caminhar com muito mais disposição e ritmo.

Ele ficou muito animado com todas as mudanças. Confessou que havia me julgado mal, que desconfiava que eu estava mais interessado em ganhar dinheiro do que em ajudá-lo, e passou a achar que cinco vezes na semana não eram mais suficientes, queria fazer duas aulas por dia! Eu respondi que a ideia era que ele pudesse seguir sozinho, que não ficasse dependente de mim. Aos poucos, começou a fazer os exercícios sem que eu precisasse estar presente. Passamos para duas aulas por semana, e nos outros dias seguia a programação por conta própria. Essa história mostra como é importante começar. Mesmo que já se tenha certa idade, o exercício deve estar sempre presente na vida das pessoas.

QUALQUER QUE SEJA A MOTIVAÇÃO

Havia um casal que treinava comigo. A irmã da moça, que tinha 24 anos, recusava-se a fazer exercícios, e dizia que, se quisesse suar, faria uma sauna. Ela tinha um namorado, mas ele a largou. Com o passar do tempo, ela sentiu que precisava distrair a cabeça para não pensar mais nele e me procurou para fazer aulas. Durante o exercício, ela desabafava, e me contava que queria ficar bonita e com um corpo perfeito só para mostrar ao ex. Passava o tempo inteiro da aula falando do rapaz, mas isso de alguma forma lhe dava motivação para se exercitar. Em três meses, ela havia mudado o corpo e a cabeça. Não falava mais tanto do ex-namorado, sentia-se mais bonita e segura. Passou a chamar a atenção no trabalho e na academia. Começou a ficar feliz com o resultado.

No fim, acabou se envolvendo com outro rapaz e seguindo sua vida. Embora o ex-namorado tenha procurado minha aluna algumas vezes, ela se sentia forte e confiante e não quis voltar. Até hoje, com 35 anos, ela se mantém ativa, e ainda incentiva a filha, levando-a para fazer aulas de natação e ginástica olímpica.

Essa aluna tinha um padrão de comportamento e não queria mudar. Porém, sua vida mudou, e ela teve que sair da zona de conforto para se sentir melhor. Tanto faz o que leva a pessoa a procurar um programa de treinamento: o importante é começar — e manter para sempre — o exercício como parte da rotina, qualquer que seja a motivação inicial.

PENSE SEMPRE EM SEU BEM-ESTAR

Quando terminei a faculdade, lembro que meu avô se mudou para nossa casa. Ele havia passado por uma cirurgia e tinha ficado viúvo pouco tempo antes. Estava desanimado e um pouco deprimido. Mas em nossa casa havia muitos cachorros, e ele adorava os bichos. De fato, era a única coisa que o deixava mais animado. Eu o chamava para passear com os cachorros todos os dias, pela manhã e à tarde. Cada um pegava dois deles e ficávamos por cerca de trinta ou quarenta minutos caminhando e brincando com os animais. Aproveitávamos para conversar sobre futebol, carreira, casos amorosos, e ele sempre se lembrava de histórias boas e saudosas que o deixavam mais alegre. Ficamos ainda mais próximos. Sem perceber ele foi se tornando mais ativo e disposto. Nessa época, eu tinha um estúdio dentro de casa e fazia exercícios de musculação. Ele observava, mas achava desnecessário, um exagero. Aos poucos, sua curiosidade pela atividade aumentou, e ele começou a experimentar um ou outro exercício. Com o passar do tempo, pegou gosto pela rotina de atividades, o que o ajudou bastante na recuperação pós-cirúrgica e lhe deu novo ânimo para encarar a vida. Infelizmente, ele não está mais entre nós, mas posso dizer que curtiu seus últimos anos, cuidando de seu corpo e de sua saúde de uma forma agradável e natural, sempre ligada ao bem-estar.

BASTA TER ORGANIZAÇÃO

Tenho um amigo, um dentista, que sempre gostou de fazer atividade física. Mantinha-se ativo malhando em uma academia perto de sua casa todos os dias pela manhã, antes de ir para o consultório. Porém, seu endereço de trabalho mudou, e ele passou a pegar duas horas de engarrafamento para ir e duas horas para voltar para casa. Resultado: não conseguia mais ir à academia e ficava muito estressado com todo o tempo perdido no trânsito. Além disso, acabou engordando oito quilos, o que o deixou ainda mais irritado — afinal, era uma pessoa que sempre se cuidou e tinha bastante vaidade. Meu conselho foi apenas que ele organizasse seu horário, tentando fugir do tráfego pesado. Ainda assim, não deu certo, porque a distância era grande, e muitos pacientes não conseguiam chegar no horário alternativo.

A solução para ele foi procurar uma academia perto de seu trabalho e fazer atividade física ao final do expediente, fugindo assim do horário do rush, ou eventualmente no horário de almoço, quando não tinha tantas consultas marcadas. Em pouco tempo, já havia perdido os quilos a mais, estava mais feliz e menos estressado. Apenas com uma pequena manobra, ele reorganizou seu tempo e conseguiu incorporar novamente o exercício à rotina. Tudo se consegue quando se quer, basta ter organização.

O PRAZER ASSOCIADO AO EXERCÍCIO

Recentemente, uma senhora esteve no meu consultório e foi avaliada por mim e minha equipe. Fizemos todos os exames e medições. Sua glicemia estava acima dos padrões desejáveis — 145 mg/dl, quando o máximo aceitável é 99 mg/dl. Seu colesterol também estava alto, e a circunferência abdominal, muito acima do que é considerado saudável. Perguntei se ela aceitaria se matricular em uma academia, já que em seu prédio não havia nenhum recurso que pudesse ser usado. Ela disse que não se sentia bem nesse tipo de ambiente, que estava fora do padrão dos frequentadores e que preferia não ir.

Na mesma hora, procurei na internet por alguma academia de mulheres, que oferecem aulas em circuito, com cerca de trinta minutos de duração. Encontrei uma que ficava a seis quarteirões da casa dela, telefonei e conversei com a professora. Disse que ia pedir a uma aluna que fosse até lá para conhecer e fazer uma aula experimental.

Eu queria que ela fizesse aulas cinco vezes na semana, e que fosse e voltasse caminhando. Ela experimentou, gostou e se comprometeu a cumprir o programa. Três meses depois, retornou ao consultório para uma reavaliação. Não posso negar que levei um susto. Ela estava com onze quilos a menos e seus exames já apontavam uma melhora na saúde, com as taxas de glicemia e colesterol dentro dos padrões normais. Além de melhorar fisicamente, ela se sentia muito mais animada e jovem, e já tinha feito novas amizades dentro da academia.

O caso dessa senhora nos mostra que não há "receita de bolo" na hora de montar uma estratégia para fazer o aluno se movimentar. Devemos considerar as particularidades e o gosto de cada um. Deve-se procurar sempre a atividade e o ambiente que mais agradem. O prazer precisa estar sempre associado ao exercício.

11. O grande desafio
O programa na prática com o Fenômeno

Muitos devem saber do trabalho que fiz com o ex-jogador de futebol Ronaldo. Foi um grande desafio profissional, já que se tratava de um ex-atleta que em sua carreira havia passado por vários profissionais competentes, mas que, no final, convivia com dores e excesso de peso. A situação piorou quando parou definitivamente de jogar, ganhou ainda mais peso e se tornou sedentário.

Quando pensamos no nome do Ronaldo, o objetivo era levar ao público uma pessoa admirada e que seria um ótimo exemplo para os brasileiros. Com seu carisma, seria mais fácil passar a mensagem de como é importante colocar movimento em nosso dia a dia, de quanto precisamos cuidar da nossa saúde, e como podemos fazer isso apenas criando e mantendo bons hábitos.

Não o conhecia pessoalmente, mas tive acesso ao seu amigo e empresário, Marcus Buaiz, a quem expliquei o projeto e nossos objetivos, e ele entendeu que, antes de tudo, essa seria uma ótima oportunidade para o próprio Ronaldo cuidar de sua saúde. Três dias depois, recebi uma ligação do Marcus me pedindo para sentar e conversar com o Ronaldo, que até esse momento se mostrava resistente à ideia.

MEUS ÚNICOS DEZ MINUTOS

Quando ele entrou na sala estava ofegante por ter subido um lance de escadas, e nesse momento já pude constatar o nível de sedentarismo do Fenômeno. Eu sabia que teria entre dez e quinze minutos para convencê-lo, por isso tive que ir direto ao ponto. Conversamos e ele logo mostrou algumas características: ouve tudo com atenção, fala pouco e pensa antes de falar. Disse a ele o quanto seria importante se pudesse inspirar milhões de pessoas a adotar um comportamento diferente, a procurar usar, de fato, a atividade física por uma melhor qualidade de vida. Expliquei que ele teria que se exercitar pelo menos cinco dias na semana, fazendo 150 minutos de atividades aeróbicas, além de fortalecimento da musculatura. Seria, em média, uma hora por dia, às vezes menos.

Ele quis saber se teria que seguir alguma dieta, e eu prontamente respondi que não, que apenas iríamos usar as regras simples de nutrição da Organização Mundial da Saúde (que estão no capítulo 9 desse livro). Relembrando as regras: diminuir a ingestão de gordura saturada, aumentar o consumo de fibras, diminuir o consumo de sal e açúcar, manter-se hidratado durante todo o dia. Algum tempo depois, ele revelou que foi naquele momento, quando disse que não teria dieta, que ele realmente se sentiu entusiasmado e decidiu aceitar a proposta.

No final do nosso papo, o Ronaldo me disse o seguinte: "Eu topo e vou te falar duas coisas. Eu sou a pessoa mais fácil do mundo: o que você pedir eu vou fazer. Mas muita gente vai te encher falando que eu não vou conseguir. Fica tranquilo que eu vou conseguir".

PRIMEIRAS AVALIAÇÕES

Ufa! O primeiro passo foi dado. Então eu tinha que conhecer a verdadeira condição física do Ronaldo, e saber se ele tinha alguma limitação. Pedi que a fisioterapeuta Debora fizesse uma avaliação um dia antes do início das gravações. Ele tinha um desequilíbrio muscular e relatou que as dores que o limitavam eram no púbis. A boa notícia é que não havia nenhuma limitação de joelho. Fora isso, sua consciência corporal e a facilidade em executar os movimentos impressionaram. Feita essa avaliação, tive certeza de que não teria dificuldade em colocar o Ronaldo em forma. O maior problema era ganhar a sua confiança e deixar os treinos extremamente atrativos para ele seguir à risca a programação.

Logo no início, depois de conhecer um pouco sobre seus hábitos alimentares, mostrei que ele comia muita gordura saturada. Expliquei que se diminuísse apenas a quantidade de carne vermelha, passando a comê-la em quatro refeições na semana, ele já perderia cerca de dois quilos em três meses. Fiz as contas, mostrei a ele os números, de forma fácil e prática. Também expliquei sobre uma tabela de composição nutricional da USP, que tenho em minha sala, e negociei para que ele passasse a consumir mais fibras, conforme recomendações dadas pelo Professor Lancha Jr. e a nutricionista Luciana Lancha. Estávamos prontos para começar a treinar.

OS TREINOS

Desde o início, o Ronaldo deixou claro que odiava treinos aeróbios longos, com mais de trinta minutos. Na verdade, treinos de vinte minutos já eram um sacrifício. Eu trabalho, basicamente, com um único treino longo na semana. Sou um pouco como Ronaldo, prefiro usar treinos intervalados e mais intensos e curtos. Na primeira semana não queria que ele fizesse nada com impacto, e vi que seria bem mais difícil mantê-lo entretido em atividades sem nenhum ou com pouco impacto nas articulações. Então, no final da primeira semana, pra animar e diversificar os treinos, fomos para a quadra de basquete. Usar uma bola no exercício é fundamental para manter a atividade interessante, leve e quase despercebida para atletas como o Ronaldo.

Chamei meu amigo e ex-jogador de basquete, Marcos, o Marinheiro, para um treino conjunto. Fizeram bandejas e alguns joguinhos curtos. Foram cinquenta minutos de "brincadeira" em que a frequência cardíaca de Ronaldo ficou sempre acima de 125 batimentos por minuto. Ele adorou, mostrou muita habilidade no basquete e fez o treino longo da semana se divertindo. Esse, definitivamente, era o caminho! Nas duas semanas seguintes, os treinos seguiram uma progressão bem controlada. Levei o Ronaldo para correr em uma esteira dentro da água, onde o impacto é muito menor. Além disso, o gasto calórico é maior e ainda trabalha mais a musculatura das pernas. Sempre busquei variar bastante os treinos, tentando deixá-los sempre atrativos. Nesse período, o seu treino longo passou a ser jogar golfe sem carrinho, ou seja, caminhar por cerca de cinco horas, uma média de oito quilômetros por jogo.

Depois de três semanas de programa, fomos para a China, onde ele iria participar de um evento de golfe. A melhora na sua condição física já era visível. Mas o mais importante durante essa viagem foi ganhar a sua confiança. Ele já dava sinais de que acreditava na minha programação, mas claro que ainda me testava, quando podia. À medida que seu condicionamento físico melhorava e ele não sentia dores, a relação de confiança se tornava mais forte e isso era fundamental para os próximos passos. Nessa viagem contei com a colaboração do Cacá Ferrari, amigo do Ronaldo, que o incentivou o tempo todo, participando dos treinos e principalmente deixando o ambiente mais leve e divertido. O Marcus Buaiz, que também estava presente, percebeu que o Cacá era importante nesse processo e me pediu para incluí-lo nos treinos sempre que fosse possível. Foi uma decisão que deu muito certo, e deixou claro a importância da participação de amigos quando se decide fazer uma mudança de estilo de vida.

Na quarta semana convidei o Arilson Soares, um amigo que é treinador da seleção brasileira de natação, para fazer outro treino de piscina com Ronaldo. Estávamos evoluindo bem e ele continuava a dizer que não sentira dores nem desconfortos. Esse *feed back* era muito importante para mim.

Em relação à alimentação, ele estava cumprindo o combinado sem dificuldades: desenvolvendo novos e bons hábitos e cortando aquilo que ele chamava de besteiras. Um de seus novos hábitos foi começar a tomar café da manhã, algo que, segundo ele, aprendeu a gostar. O que faz perfeito sentido: confesso que essa é minha refeição predileta! Frutas, cereais, pães saudáveis e leite sem gordura são uma ótima maneira de começar o dia bem nutrido e disposto.

A partir da quinta semana, comecei a levar o Ronaldo pra jogar tênis. Esse passou a ser o treino longo dele. Jogava cerca de oitenta minutos, com o frequencímetro que apontava de 140 a 170 batimentos por minuto, e com direito a diversão. Como todo bom atleta, o Ronaldo adora competir e começamos a jogar em duplas, a apostar e lançar desafios. O treino longo que ele detestava estava sendo feito, e o melhor: se tornando seu preferido. Aos poucos, adicionamos impacto aos treinos. Acho que posso dizer que ele ficou viciado em jogar tênis. E melhor, sua técnica e performance melhoravam a cada dia que entrava na quadra.

Naquela semana, fui a um jogo de pôquer na casa dele e quando cheguei ele estava jantando uma refeição muito saudável. Perguntei se ele não ia comer com os amigos quando chegassem, mas ele disse que estava seguindo as orientações. Jantava antes e, durante a confraternização com os amigos, comia pouco. Essa foi uma dica da nutricionista Luciana Lancha. Segundo ela, quando se tem um jantar ou almoço de negócios, ou mesmo um evento social, alimentar-se antes é uma maneira de não chegar ao local com muita fome e evitar exageros. Mais uma vez, o Ronaldo mostrava uma capacidade acima da média para colocar novos hábitos em prática. Bastava informar uma única vez, que ele absorvia e incorporava à sua vida. A maior prova disso foi quando teve um evento com o Pelé e no cardápio estava comida japonesa. Pelé pediu algumas peças de salmão. Enquanto Ronaldo, que havia aprendido no primeiro dia com o Professor Lancha que o atum era bem menos calórico e gorduroso que o salmão, não teve dúvida: pediu apenas atum.

Aos poucos fui conhecendo melhor o Fenômeno. Uma das coisas mais divertidas era ouvir alguns casos que ele contava da carreira. Particularmente, achava interessante quando ele contava o quanto sofreu e o quanto teve força de vontade pra voltar depois das lesões. Disse que chegava a chorar de dor nas sessões de fisioterapia, mas sempre contava as histórias com humor.

Na sétima semana chegamos ao momento da primeira pelada, o reencontro com a bola. Jogamos na casa de Edmundo. No início do jogo, ele estava lento, preso e sem mobilidade. Por um momento pensei que tinha antecipado as coisas. Entrei na pelada no lugar dele, que estava exausto. Logo depois ele voltou pro jogo, já com muito mais desenvoltura e no segundo tempo ele já se destacava no meio de vários bons jogadores. No final perguntei se havia sentido dores, e ele respondeu, para meu alívio: "Estou superbem". Eu comemorava cada etapa vencida, porque cada vez mais as pessoas comentavam o seu desempenho, e se espelhavam nele. Isso ficou evidente em um dos treinos que fizemos no Rio, na praia. Nele, Ronaldo devia correr de quarenta metros em tiros de alta velocidade, mas com um paraquedas amarrado à cintura e que, contra o vento, abria e aumentava a resistência. Nesse dia, a praia parou e pude perceber como o Ronaldo é querido pelas pessoas e como o seu esforço estava servindo de exemplo e de estímulo para várias pessoas melhorarem a saúde também.

Nas semanas seguintes, fizemos treinos na cama elástica, corrida em cima de colchões de ginástica olímpica, jogamos futevôlei, vôlei de praia, basquete com a Rainha Hortência e muito tênis com o ex-jogador Givaldo Barbosa. Claro que tudo isso graças a uma habilidade ímpar do Ronaldo. Mas essa diversificação e a diversão são fundamentais quando se procura regularidade numa atividade física. Ao mesmo tempo, é verdade que os exercícios de musculação, pilates e treinos aeróbios na esteira, bicicleta ou *transport*, eram fundamentais pra que ele conseguisse jogar os esportes que tanto gosta.

Já quase no final das treze semanas do programa, Ronaldo jogou uma partida com ex e atuais jogadores, em campo oficial. Eu iria jogar com ele, mas tive uma viagem pra Brasília, e com atraso de voos, não consegui chegar a tempo. Fui pra casa. Quando cheguei, recebi várias mensagens do Ronaldo, em que demostrava como estava feliz, porque tinha corrido bastante, feito gol, tudo sem sentir dor alguma. Estávamos indo no caminho certo.

Na minha programação, é necessário se exercitar cinco vezes na semana. Mas, em uma das semanas, Ronaldo teve uma viagem na terça-feira e não voltou na quarta como combinado, apenas na quinta à noite. Para complicar, sexta era feriado e ele descansaria no sábado e domingo. Conversamos e cortei a folga dele no feriado: nem eu nem ele poderíamos viajar ou descansar. Marquei um bate bola numa quadra gramada, chamei alguns amigos para a brincadeira e descontração. Mas na verdade era um "treino-castigo", que seria longo, por ele ter furado a programação. Ele chegou de ótimo humor, parecia uma criança, enchendo a bola, provocando as pessoas, comparando sua chuteira com a dos outros. No campo fizemos várias apostas, brincadeiras e desafios. Foram duas horas de exercício e foi nessa hora que ele mostrou disciplina e responsabilidade. Ele poderia simplesmente descansar e viajar no feriado e voltar na segunda, mas sua decisão de encarar o treino revelou sua determinação. Com certeza, essa resiliência fez toda a diferença em sua carreira e no resultado do programa.

O GRANDE DIA

O último dia do programa coincidia com a decisão do Mundial de Clubes. Nós estávamos torcendo muito pelo Corinthians, e comemoramos demais quando o Timão foi campeão do mundo. Mas a tensão ainda não tinha acabado. Teríamos a pesagem ao vivo, para todo o Brasil. Ele propôs irmos à praia jogar um futevôlei. Jogamos por mais de uma hora, as pessoas enlouquecidas com a presença dele e era a sua primeira aparição sem camisa e sem barriga em muito tempo. Várias pessoas fotografaram e comentaram. Para mim, a sensação já era de missão cumprida. Na hora do "ao vivo", tudo se confirmou. Em treze semanas Ronaldo, o Fenômeno, mudou seu corpo e sua saúde. E levantou a discussão da importância do movimento na vida das pessoas nos quatro cantos do país!

PESO	INÍCIO	FIM
	118, 4	101,1

PERDEU 17,3 quilos no total. Desses, 20,7 quilos eram de gordura e ele ganhou 3,4 quilos de massa muscular.

EXAMES	INÍCIO	FIM
Colesterol total	283	155
LDL (col. ruim)	217	94
HDL (col. bom)	35	39
Glicose	92	91 (ideal é menor que 99)
Triglicerídeos	157	109 (ideal menor que 150)
Tireoide		
T4 livre	0,7	1,0 ng/dl (normal 0,6 a 1,3)
THS	5,8	1,92 (normal entre 0,45 e 4,5)

Na quarta-feira seguinte, aconteceria o Jogo Contra a Pobreza, organizado todo ano por Ronaldo, contra os amigos do jogador Zidane. O jogo seria em Porto Alegre e eu fui o técnico do time do Ronaldo, um grande privilégio! Algo que me chamou a atenção foi o respeito e admiração que ele recebeu de tantos craques, tanto aqueles com quem havia jogado, quanto os que tinha enfrentado. Esse é o resultado de um atleta que teve uma postura correta durante sua carreira. Posso dizer que tenho o mesmo respeito e admiração, sobretudo pela conduta exemplar que ele teve durante o programa e comigo. Obrigado Ronaldo!

Agradecimentos

Este livro é um desejo antigo, e o caminho até ele foi muito longo, duro e trabalhoso. Porém, sempre contei com ajudas preciosas, que não poderia deixar de agradecer.

Ao grande amigo Alberto Pecegueiro, um grande conselheiro que sempre se mostrou disponível para ajudar. A João Batista Cardoso, que em momentos difíceis deu seu apoio e acreditou em cada passo dessa caminhada. A meus presidentes no IG, Roberto Simões e Matinas Suzuki, que além de acreditarem em meu projeto de saúde, tornaram-se amigos muito queridos. Na grande virada dessa estrada, contei com outro grande amigo e parceiro de esporte, Frederic Kachar, o Fredão, que apostou no projeto Época Saúde, onde pude mostrar que atividade física é a chave para uma vida saudável.

Agradeço também ao voto de confiança de Luiz Nascimento, o Luizinho, que comprou minha "loucura" e deu a oportunidade de levar o "Medida Certa" ao programa mais nobre da TV brasileira, o *Fantástico*. Um agradecimento carinhoso a uma conselheira e amiga por quem tenho enorme admiração, Eugênia Moreyra. O que falar, então, de Zeca Camargo e Renata Ceribelli? Entraram de cabeça no meu método e o validaram para todo o Brasil. Vocês foram fantásticos!!

Não posso deixar de agradecer aos amigos de longa data: Ari, Sorocaba, Sandro, Marinheiro, Yara, Givaldo, Gino, Débora, que compartilharam cada um desses momentos comigo. Em nove dos meus doze anos de estrada, tive a felicidade de contar com o trabalho de uma jornalista de rara competência e confiança, Joana Kfuri, que me ajudou a tornar possível cada um desses projetos.

Índice remissivo

A

abdômen, 14, 24-5; *ver também* circunferência abdominal
abdominais, exercícios, 16, 24
academia, 19-21, 25, 28, 30, 96, 98-100
açúcar, 29, 59, 66, 86-8, 92, 102; *ver também* glicose
adolescentes, 56, 82, 83
aeróbicas, atividades, 22, 40, 43, 46, 49, 64-7, 72, 80, 96, 102
agachamentos, 22, 41-2, 44, 45, 47-8, 50-1
agilidade, 31, 55
água, 38, 59, 75, 87, 89
álcool, 58, 64, 87-8
alimentação, 13, 17-8, 58-9, 66, 85-91, 104; *ver também* hábitos alimentares; nutrição
alimentos naturais, 85, 91
alongamento, 31, 55, 74
Alzheimer, mal de, 65
anabolizantes, 96
antebraço, 41, 44, 48
anti-inflamatórias, substâncias, 12-3

antioxidantes, 89
apetite, 13, 66
aquecimento, 49, 74
arroz, 92-3
artérias, 64
articulações, 22, 29, 33, 37, 55, 62, 70, 72, 77, 89, 103
assados, alimentos, 91
ataque cardíaco, 88
atividade física, 15-7, 20, 25, 28-30, 36-8, 56, 58, 61-6, 69, 71, 74, 80-1, 86, 91, 96, 99, 101, 106
atletas, 9, 15, 36-7, 96
autoconfiança, 55, 82
autoestima, 16, 31, 56, 72, 82
autoimagem, 56
autonomia física, 31
avanço da idade, 28, 62, 64, 86
azeites, 87

B

bancos, exercícios com, 48, 51
basal, metabolismo, 62
basquete, 16, 36, 39, 57, 82, 103, 106

bebidas alcóolicas *ver* álcool

bem-estar, 12, 13, 15, 18, 27, 36, 64, 72, 80, 85, 98

bicicleta, 36, 39, 57, 70, 106; *ver também* ciclismo

bicicleta ergométrica, 22

bola, 11, 14, 22, 32, 37, 55, 57, 71, 81, 103, 105-6

bom colesterol *ver* HDL

braços, 23, 40, 97

buzu, 32

C

cálcio, 63, 64, 92

calorias, 12, 21, 26, 39, 62-3, 90-1; *ver também* gasto calórico

caminhada, 21, 26, 28-30, 36, 39-40, 43, 64, 66-7, 74-5, 97, 103; *ver também* corrida

câncer, 12, 30, 87, 89

cansaço, 19, 36, 66-7

carboidratos, 38, 73, 75, 87, 92-3

cardíacas, doenças, 12, 26, 37, 64, 88

carnes, 89, 92, 103

castanhas, 87

células musculares, 66; *ver também* músculos

células neurais *ver* neurônios

cereais, 38, 59, 89, 92-3

cérebro, 13, 16, 56, 58, 65, 81; *ver também* neurônios

chocolate, 90, 93

ciclismo, 21, 64, 73, 96

cigarro, 58

circuito, 22, 25, 33, 40-1, 43-4, 46, 48-9, 51, 71, 99

circunferência abdominal, 99

cirrose, 88

código genético *ver* genética

coenzimas, 89

cognição, 80-1

colesterol, 30, 37, 88-9, 99-100, 107

coluna vertebral, 22-3

companheirismo, 55

condição cardiovascular, 21, 26, 71

condicionamento físico, 37, 39, 71, 76, 102, 104

coração, 12-3, 64

corda *ver* pular corda

corrida, 21, 30, 39, 42-3, 46, 49, 52, 58, 64, 70-5, 96, 106

cortisol, 15, 80

crianças, 15-7, 36, 53-8, 82-3; *ver também* infância

criatividade, 54

D

depressão, 25, 26, 30

descanso, 15, 49, 65, 76

diabetes, 12, 26, 30, 63, 66, 87-9

diarreia, 86

dietas, 13, 16, 86, 90-1, 102

digestão, 92

doenças, 12, 14-5, 17, 64

dores, 30, 37, 62, 67, 70, 96, 101, 104-5

drogas, 58

E

educação física, 16, 20, 22, 25, 82

elevador, 25

emagrecimento, 66, 72, 85, 91

endorfina, 72

enzimas digestivas, 88

equilíbrio, 12-3, 15, 17, 24, 29, 32, 36, 54-5, 59, 79, 86, 91

equipamentos, 25, 52

escadas, 11, 25-6, 31, 62, 101

escola, 16

esportes coletivos, 36, 56

esteira, 70, 74, 103, 106

estresse, 15, 35, 37, 64, 80, 99

excesso de treinamento *ver overtraining*

exercícios de força, 30, 40, 43, 46, 49, 67, 77

F

fibras alimentares, 87, 89

fibras musculares, 32

fígado, 88

flexão estática, 41, 44, 48

flexão lateral estática, 51

flexibilidade, 55

flexões de braço, 23, 40, 43, 47, 50

fluxo sanguíneo, 64

fome, 13, 15, 18, 36, 90

força muscular, 55, 62

frituras, 13, 59, 86, 91

frutas, 38, 59, 73, 87, 89, 90, 92-3

fumo, 64

futebol, 14-6, 36-7, 39, 55, 57-8, 71, 81-2, 98

G

garrafas plásticas, 45

gasto calórico, 26, 28-9, 39, 58, 71-2, 91, 103; *ver também* calorias

genética, 12, 63, 66, 69

ginástica funcional, 32, 63, 65

ginástica localizada, 32, 63

ginástica olímpica, 98

glicemia, 99, 100

glicose, 66, 80, 88, 92-3, 107

glut4 *ver* transportadores de glicose

glúteos, 25, 40

gordura, 12-4, 17, 28-30, 64, 71, 75-6, 80, 86-7, 89, 92, 105, 107

gordura abdominal, 15, 75-6

gordura corporal, 14, 29, 75

gordura visceral, 30, 80

grelhados, alimentos, 59, 91

gripe, 18

H

hábitos alimentares, 85, 102

handebol, 39

HDL (colesterol bom), 88

hepatite, 88

hidratação *ver* água

hipertensão *ver* pressão alta

hipertermia, 73

horas de sono, 12, 15

hormônios, 12, 15, 61, 66, 80, 87

humor, 13, 18, 36, 64, 80, 93

I

indoor, atividades, 21

infância, 11, 54, 56, 82

infecções oportunistas, 18

insaturadas, gorduras, 87
insulina, 12-3, 66
intestinos *ver* trânsito intestinal
iogurte, 59, 92
irritação, 18

J

jejum, 73, 92
jiu-jítsu, 39, 83
joelhos, 22-4, 40-4, 46-50, 52, 70, 102
judô, 14, 55, 83

L

ladeiras, 21, 29
lazer, 11, 35-6, 52
legumes, 59, 89
leite, 59, 64, 89, 92
leptina, 15
lesões, 37, 70, 72-3, 105
lipólise *ver* queima de gordura
locomoção, 28, 63
luz solar, 64

M

macarrão, 92-3
macronutrientes, 87-8, 92
mãos, 24, 44-5, 47, 51, 82
maratonas, 70, 80
massa gorda, 63; *ver também* gordura corporal
massa magra, 61
massa muscular, 12-3, 28, 31, 33, 62-

-3, 72, 76, 86, 97, 107; *ver também* músculos
massa óssea, 29, 63; *ver também* ossos
membros inferiores, 29, 70, 72, 74, 77; *ver também* pernas
membros superiores, 72; *ver também* braços
memória, 56, 65, 81, 86
mente, 14, 79, 80, 93
metabolismo, 21, 36, 62, 76, 86, 91; *ver também* ritmo metabólico
minerais, 59, 87, 89, 92
muay thai, 83
mudança de hábitos, 17-8
mulheres, 27-8, 31-3, 63, 91, 99
musculação, 33, 63, 65-7, 70, 72, 96, 98, 106
músculos, 21, 25, 30-3, 40, 54-5, 62-5, 67, 70, 72, 74; *ver também* massa muscular

N

natação, 14, 39, 55-7, 64, 73, 98, 104
neuroendorfina, 80
neurônios, 16, 56, 80, 93
nozes, 87
nutrição, 59, 85-7, 90, 102

O

obesidade, 12, 17, 56, 58, 66, 87, 89
ócio, 36
oleaginosas, frutas, 87, 92
organismo, 14, 36, 38, 86, 88-9, 92-3
organismo funcional, 14-5

Organização Mundial da Saúde, 26, 28, 66-7, 102
ossos, 59, 62-4; *ver também* massa óssea
osteopenia, 29, 63
osteoporose, 63, 71
outdoor, atividades, 21
overtraining (excesso de treinamento), 73
ovos, 89, 93

P

pace (velocidade média), 71
padrão de movimento, 20, 97
pães, 59, 92-3
pâncreas, 66
passos gigantes, 24
pedômetro, 28
pele, 89
pernas, 21-2, 24-6, 29, 36, 40, 42, 45, 48, 50-1, 54, 70, 74, 97
pés, 29, 82
pesos, 44-5, 47, 51
pilates, 31, 33, 63, 65, 72, 106
postura, 55
prazer, 12, 14, 17, 86, 90-1, 99-100
preguiça, 17, 18, 35-6
pressão alta, 12, 30, 37, 64, 87-8
professor de educação física, 20, 22, 25, 73, 83
programação de atividades físicas, 20-1
proteínas, 16, 87, 92
púbis, 102
pular corda, 22, 41, 44, 47, 50, 54, 64
pulmões, 89

Q

queijo, 93
queima de gordura, 30, 89

R

raciocínio, 55-6, 65, 81
refeições, 12-3, 38, 59, 91-3
refrigerantes, 59
regularidade da atividade física, 18, 37, 52, 80
respiração, 55, 89-90
retenção de líquidos, 88
rins, 89
ritmo metabólico, 31, 61, 86, 91
rotina, 10, 12, 18, 20, 25-8, 30, 36, 57, 67, 86, 98-9

S

saciedade, 13, 15
sal, 87-8, 102
sangue, 28-9, 64, 66, 80, 88
sarcopenia, 31, 62-3
saturadas, gorduras, 87, 102
sedentarismo, 12, 18-9, 26, 36-7, 56, 58, 66, 96, 101
serotonina, 72, 80
sinapses neurais, 56, 65
sistema cardiovascular, 88
skate, 54
sobrepeso, 12, 17, 19, 25-6, 55, 58, 70
sociabilidade, 55
sódio, 88
sol *ver* luz solar

sono, 12, 15, 36, 65, 72, 80, 85
sucos, 38, 59, 73, 88
suplementos alimentares, 96

T

tabagismo, 63
tarefas domésticas, 28
tênis (esporte), 36-9, 58, 81, 104, 106
tênis (calçado), 30, 73
tensão, 80
"tiros", 46, 75-6, 105
torções, 37, 62-3
trans, gorduras, 87
trânsito intestinal, 72, 89

transportadores de glicose (glut4), 66
treino curto, 76, 103
treino intervalado, 30, 75
treino longo, 75, 103-4
triatlos, 80
trotar, 29

V

vasoconstrição, 64
videogame, 11, 58
vigor, 13, 82
vitaminas, 59, 87, 89
vôlei, 16, 36, 39, 57, 82, 96, 106

TIPOLOGIA Adriane por Marconi Lima
DIAGRAMAÇÃO Verba Editorial
PAPEL Pólen Bold
IMPRESSÃO Geográfica, novembro de 2015

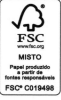

A marca FSC® é a garantia de que a madeira utilizada na fabricação do papel deste livro provém de florestas que foram gerenciadas de maneira ambientalmente correta, socialmente justa e economicamente viável, além de outras fontes de origem controlada.